能に学ぶ「和」の呼吸法

―信長がストレスをパワーに変えた秘密とは?―

安田 登

祥伝社黄金文庫

はじめに

「いま行なわれているメンタル・ヘルス対策は、日本人にはどうもあまり役に立たないように思う。能に何かヒントがないだろうか」という相談を受けました。企業からメンタル・ヘルスのセミナーやカウンセリングを依頼されている臨床心理士の友人からでした。

うつの人の増加は経済問題にも発展し、厚生労働省も企業に対応を義務化しています。しかし、メンタル・ヘルスという概念が導入されて、もう何年も経《た》つのに、自殺率は一向に減る傾向を見せず、若者のそれはむしろ増加の一途を辿《たど》っています。ならば、その対策や現在使われている技法（療法）そのものを見直すべきではないかというのが友人の主張でした。

その友人と一緒に、精神科医の友人も参加して、現行のさまざまなメンタル・ヘルス技法を調査したところ、その多くがアメリカ発のものでした。日本人とアメリカ人では精神構造が違い、その自殺率も大きく違う。そんな両者なのに、アメリカ発の手法をそのまま日本人に使うというのは、これは違うだろうという結論になったのです。

では、何が日本人にあっているだろうか、と考えていったときに、織田信長《おだのぶなが》が思い出されました。今川義元《いまがわよしもと》という大敵と戦う前に「人間五十年」という舞《まい》を舞った。その余裕はどこから来るのだろうか、ということを考え出したのです。

そんなとき『おもいッきりイイ!!テレビ』(日本テレビ)に出演しました。そのときお会いした東京学芸大学の藤枝賢晴《ふじえだよしはる》先生から、能の呼吸は「反復律動性《はんぷくりつどうせい》の呼吸」であると示唆されました。藤枝先生はスポーツ医学がご専門で、ご自身も長年、空手をされているという文武両道のお医者さんです。弊著もお読みくださっておられました。

詳しくは本文(2章)に書きましたが、反復律動性の呼吸は、活気を保ちながらも、緊張・抑圧・混乱などを抑える効果を持っていると藤枝先生は教えてくださいました。番組の中で、先生は観世《かんぜ》流の津村禮次郎《つむられいじろう》先生から能の動きの手ほどきを受け、さらにそれを実感なさったようでした。

現行のストレスマネジメントの技法の多くは、ストレスをあまり感じなくさせたり、あるいはリラクゼーションなどを志向していて、一時的なレスキューにはいいが、しかし戦場ともたとえられる企業現場にはどうも馴染まない。それも現行技法の問題です。

それが能の呼吸法である反復律動性の呼吸を使うことによって、活気（やる気）はキープしたまま、ネガティブな感情は抑えることができるという。これこそが信長の舞の秘密なのではないだろうかと思い、それを元に友人のカウンセラーとともに、本書で紹介したいくつかの技法を古典から見つけ出したり、作ったりしました。さらには、それらの技法をいくつかの企業研修や「朝日《あさひ》カルチャーセンター」の講座、そして実際のカウンセリング場面などで試しながら、本書は出来上がりました。

ぜひ、みなさんも読むだけでなく試していただきたいと思います。

なお、前著にも書きましたがボディワークの技法は著作権フリーです。本書の技法も古典から学んだものがほとんどです。みなさんがセミナーなどで使っていただくのも自由ですし、さらには改変も自由です。「後生畏《おそ》るべし」と孔子も言うように、あとの人のほうがいいものができるはずです。いいものができたら自分で秘しておかず、ぜひ公表していただきたいと思います。

安田《やすだ》　登《のぼる》

心《しん》に錨《いかり》を下ろす

2章

能のゆったりとした呼吸は「反復律動性《はんぷくりつどうせい》」をつくる

――高いパフォーマンスを引き出す「和」の呼吸法

「能」の呼吸法

白隠が伝えた呼吸法

3章 能の発声は、深層の力を引き出す
——不安や恐怖も吹き飛ばす「和」の発声法

4章 能の動きから「和の呼吸法」を手に入れる
──心身の最高パフォーマンスを引き出す

ストレスを大きなエネルギーに変換

発声

本書は、二〇〇八年二月に弊社より単行本『能に学ぶ「和」の呼吸法 信長がストレスをパワーに変えた秘密とは？』として刊行された作品を加筆・修正のうえ文庫化したものです。

本書に掲載している自殺率のデータとそれに関する記述は、国によっては近年のデータがなく、正確なランキングを出すことが難しいため単行本刊行当時のままとしました。
■オビ写真
「織田信長像」（筆・狩野永徳）大徳寺本坊所蔵
■モデル
水野ゆふ（木山事務所）
■撮影［エクササイズ］
近藤陽介
■本文イラスト
セーヴル
■装幀・本文デザイン
細山田光宣＋鈴木あづさ（細山田デザイン事務所）

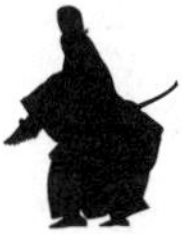

1章

信長が舞った「人間五十年」の舞の秘密

——深い呼吸と声がストレスを力に変える

日本人は精神的に弱いのか

なぜ「人間五十年」の舞《まい》を舞ったのか？

人間五十年　下天《げてん》の内《うち》をくらぶれば　夢幻《ゆめまぼろし》の如《ごと》くなり

今川義元《いまがわよしもと》を討ち取った桶狭間《おけはざま》の戦いの直前に、織田信長《おだのぶなが》はこの「人間五十年」の舞《まい》を舞ったといわれています。出典は信長と同時代に生きた彼の部下、太田牛一《おおたぎゅういち》の書いた『信長公記《しんちょうこうき》』で、「人間五十年」の舞は幸若舞《こうわかまい》という芸能の『敦盛《あつもり》』の一節です。

今川勢との戦いは、絶対に負けるだろうと周囲からはいわれていました。負ければ死、そんな戦いの直前に優雅に舞を舞う。さすが豪放《ごうほう》な信長だと思われていますが、じつはこのエピソードこそ、精神的に弱いといわれている私たち日本人が、どのようにすれば強くなれるか、そして日本人にとって精神的に強いとはどのようなことなのかを教えてくれる重要なエピソードなのです。

そのことを考える前に、「人間五十年」が舞われたときの状況を『信長公記』から見てみましょう。

〈時は永禄《えいろく》三（一五六〇）年五月十七日、今川義元勢の先陣は沓掛《くつかけ》に参着。そして翌十八日、兵糧《ひょうろう》を大高《おおたか》城へ運び込んだ。

この動きから、今川勢はその翌日の十九日、織田方の各砦《とりで》を落としにかかるに違いなしとの予測がなされた。戦いの開始は満潮時。援軍が出しにくいためだ。十八日夕刻から織田方の砦である鷲津《わしづ》・丸根《まるね》各砦からの注進《ちゅうしん》が相次いだ。

信長公は家臣を集めた。家臣たちは「すわや戦さ」と勢い込んで集まった。が、その夜、信長公は軍立てをするでもなく、ただ雑談をしただけで家臣に散会を命じた。肩透《す》かしを食らった家老たちは「織田家の運も尽きた。殿の知恵の鏡も曇り給うたよ」と嘲笑しながら帰っていったという。

夜明け時になった。案の定、鷲津砦、丸根砦の二砦が囲まれたとの報が入った。信長公はその報《しら》せを静かに聞くと、ひとり奥に入った。

そしてそこで『敦盛』の舞を遊ばした。

人間五十年 下天《げてん》の内《うち》をくらぶれば 夢幻《ゆめまぼろし》の如《ごと》くなり 一《ひと》度《たび》生《しょう》を得て滅《めつ》せぬ者のあるべきか

舞が終わると、「貝を吹け、具足をもて」と大音声《だいおんじょう》で下知《げじ》した。

信長公は出された具足をすばやく身につけ、立ったまま食事をすると、兜《かぶと》を被って馬にまたがり、城門を駆け抜けた。その電光石火《でんこうせっか》の勢いに、後に従い得たのは、岩室長門守《いわむろながとのかみ》ら小姓《こしょう》衆わずかに五騎であった〉

このように『信長公記』にはあります。

負ければ死。いや織田家の滅亡という、すさまじいストレスを前に、わざわざ『敦盛』の舞を舞う、その故事に隠れている真実は何なのでしょうか。

結論を言えば、信長は舞によって恐怖を克服し、それを戦闘エネルギーに変換したのです。そして、そのベースには呼吸があるのですが、結論を急ぐ前に日本人の精神の特性と、そして舞歌《ぶが》についてもう少し見ていきましょう。

上昇する自殺率

「日本人は精神的に弱い民族である」――そういわれています。

たとえばスポーツ。練習ではかなりの成績を出せるのにオリンピックや世界大会などの晴れ舞台になると、その実力を出し切れない。むろんイチローや松井秀喜《まついひでき》のように精神的にも優れた選手はいますが、しかしそれは少数で（しかも海外に流出してしまう）、大多数の日本人は本番に弱い。

本番に弱いのはスポーツに限ったことではありません。人前でのスピーチでも、試験でも日本人は上がりやすいといわれています。これは音楽やダンスなどのパフォーマンスをするプロの人でも同様で、自分は本番に弱いと公言する人も少なくありません。練習ではかなりの力が出せるのに、本番になると、なぜか普段の実力を出し切れず失敗してしまう、そんな話をよく聞きます。

また、近年はうつ症状を呈する、あるいは実際にうつ病になる人も多く、それが経済界にも大きな影響を与えているということで、厚生労働省は「事業場における労働者の心の健康づくりのための指針について」として企業にその対応を義務づけました。うつ病に限らず精神的な不調や病気を抱える人が増えているという問題は、ビジネス界だけではありません。お母さんの子育てノイローゼも社会問題になっていますし、子どものうつの増加も大きな問題です。

その結果でしょうか、毎年更新される自殺率も日本は群を抜いています。

次のページの図は国別の自殺率です（二〇〇七年）。これを見ると日本は一〇位ですが、一位から九位までがほとんど旧ソ連・東欧圏の国々だということに気づくでしょう。うつ病の治療のひとつに太陽光を浴びるというものがあるくらいに、う

異常に高い日本の自殺率

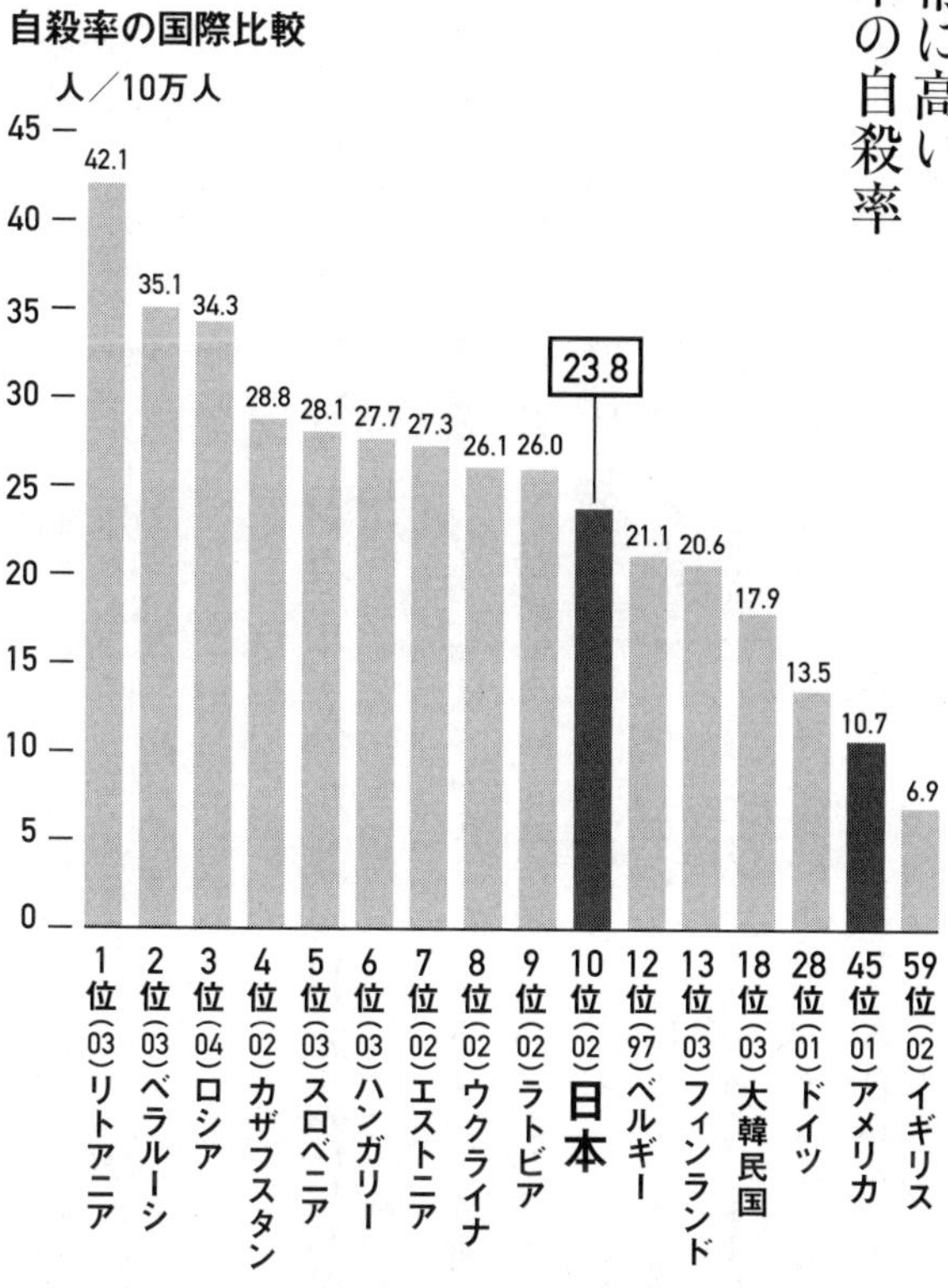

国別の自殺率。日本は10位だが、1位〜9位までは旧ソ連の国々がほとんど。資料：WHO（2007年11月段階で最新の各国データ）より抜粋して作成

つ病と日照時間との関係はよくいわれています。冬の日照時間が極端に短いというハンディを旧ソ連の国々から差し引けば、日本は自殺率第一位の国だといってもいいかもしれません。

アメリカ生まれのメンタル・ヘルスは日本人に有効か

メンタル・ヘルスという概念が日本に輸入されてから、もうずいぶん経《た》ちます。しかしストレスが原因と思われる自殺者やさまざまな精神疾患にかかる人は増加の一途をたどっています。雑誌『現代のエスプリ』(06年8月号・至文堂)の対談で山田冨美雄教授(大阪人間科学大学大学院教授)も「うつ病の自殺というその数値が七年間三万を超えて減らない。今年も多分減らないだろうと言われていますね。それがアウトカムだとしたら、我々のストレスマネジメントの効果がなかったということになるわけです」と発言されているように、どうも現行の手法はあまり日本人には向いていないようです。

その原因のひとつが、メンタル・ヘルスで現在使われている手法の多くがアメリカで開発されたものだということではないでしょうか。日本にストレスという名を持ち込んだのがアメリカ人セリエであることもあって、日本でメンタル・ヘルスといえばアメリカ発の手法を使うのが当然のようになっています。しかしアメリカは自殺率四五位です。そんな国の手法をそのまま、一〇位（実質一位）の日本に適用させせんとすること自体がちょっと無理だと思うのですが、いかがでしょうか。

日本人のメンタル・ヘルスを考えるには、アメリカ発の手法を一度横において、まずは日本人の特性をよく知り、そして歴史からも学べるものを学んでみるという方法をとってみたいと思うのです。それからもう一度、現行の手法をそれに組み合わせたり、アレンジしたりして、新たな方法が生み出せればと思っています。

本書では、日本人の精神的特性と、そして歴史から学ぶ古典的方法を紹介します。メンタル・ヘルスに関わっている方が、これをもとに独自の方法を生み出していただければいいなあ、と願っています。

日本人は、本当に精神的に弱い民族か

しかし、本当に日本人は精神的に弱い民族なのでしょうか。

そんなことはありません。

幕末・明治の列強の侵略にも耐えて、日本は独立を守りました。産業革命の洗礼を受けなかったアジアの中で列強の侵略に耐えて独立を守り通したというのは、非常に稀有《けう》な例です。そして、それはひとえに日本人の精神力によると言ったのは、明治の日本陸軍を作って日露戦争の陰の立役者といわれたドイツ軍人のメッケルです。

彼は、日露戦争に先立つ日清戦争の勝利を「日本軍の古来培養せる精神のいたすところ」だと言ったと伝えられています。古来培養せるというのはちょっと過大評価のところもあって、このような精神論が太平洋戦争に至る結果を招いたとも考えられるのですが、それはともかく外国人のメッケルから見ても日本人は決して精神

的に弱い民族ではなかったのです。

また、太平洋戦争で焼け野原になった日本をここまで復興させた日本人の精神力は並大抵なものではなかったでしょうし、東京オリンピック（一九六四年）でも日本選手はすごい精神力を発揮しました。ほんの五十数年前の話です。

では、なぜ現代、日本人は本番に弱いとか精神的に弱いといわれるのでしょうか。

それは日本人の精神が「過敏」だからです。

「弱い」のではなく「過敏」なだけ

精神の過敏さは、落ち着きのなさや怒りやすさとして表われます。西洋人の描くマンガや映画で、日本人の所作やしゃべり方がやけにちょこちょこと落ち着きがないのはそのせいでしょう。また、一触即発のガンコ親父は昔からいましたし、近頃は電車に乗っていてもカッカしている人ばかりです。

戦争中、日本人は砲術は得意だったのに、小銃射撃は非常に苦手だったといわれています。射撃では撃発のときに精神を落ち着かせる必要があるのですが、ほとんどの日本人は、撃発の瞬間にもカッカしたり、あるいはオドオドしてしまってダメだったというのです。

これらは日本人の精神の過敏さによるものです。過敏だから本番には弱い、それは当たり前です。しかし、撃発の瞬間にオドオドしたからといって、それは決して精神の弱さによるものではなく、過敏だから緊張しやすいだけだということを理解することが、まずは大切です。

そして、それをコントロールする方法さえ身につければ、その過敏さは大きな力となることを古人の知慧《ちえ》から学ぶことができます。その知恵が本書のテーマである「呼吸」なのですが、呼吸の話をする前に、この「過敏」についてもう少し見ていきましょう。

空気を読み、顔色をうかがう日本人

日本人は、精神的に弱いのではなく、精神的に過敏な民族です。過敏とはすなわち「過剰な敏感さ」です。すなわち日本人は「過剰」であり、そして「敏感」な民族なのです。

日本人が「敏感」なのは、その国土の特質に由来します。

日本は島国です。そして土地も狭いために、そう簡単にどこかに逃げ出すわけにはいきません。イヤなことがあってもちょっとは我慢して、周囲の人との関係を常に穏便に保っておく必要があります。少しくらいのイヤなことには目をつぶり、相手の欲していることを事前に察知するのが日本人の得意技です。しかも私たち日本人は、言葉に出す以前の、ほんのちょっとの顔色をうかがうという方法によってそれを行ないます。西洋人からすればテレパシーにも見えるこの方法を発達させるためにも、私たちの精神は非常に「敏感」になっていったのです。

しかし、ただ敏感なだけならいいのですが、日本人の多くは「過剰」に敏感です。特に歴史に名をなした人たちにこの傾向、すなわち「過剰」に敏感な人が多いようです。過剰なのは敏感さだけではありません。彼らはいろいろな面で過剰ですし、じつはそれは日本人全般にもいえる傾向なのです。

『古事記《こじき》』にみる「過剰」のルーツ

「過剰さ」の代表を古くは『古事記《こじき》』に見つけることができます。特に英雄と呼ばれる神々には過剰さが顕著に表われます。

その中でもヤマトタケルの過剰さは日本人の過剰さを考えるうえで重要なので、ちょっと長くなりますが、『古事記』の中から該当箇所を詳しく見ていきましょう。

ヤマトタケルは幼名は「小碓《おうす》」といい、彼には「大碓《おおうす》」という兄がいました。彼らの父、景行《けいこう》天皇は三野《みの》（美濃《みの》＝岐阜《ぎふ》）の国に兄比売《えひめ》と弟比売《おとひめ》という美人姉妹がいるのを聞き、兄、大碓にその二人を自分の妻として連れてくるように命じます。二人を迎えに行った兄、大碓は彼女たちを一目見て好きになってしまい、姉妹を自分の妻とし、父には別の女性二人を差し出しました。むろん父はそんなことにはすぐに気づき、この二人の女性を妻として自分の宮殿に入れることはしませんでしたが、兄、大碓には何も言いません。

何も言われなくても大碓にしてみれば後ろめたさがありますから、それ以降、朝の食事に顔を出さなくなってしまいます。そこで父、景行天皇は弟である小碓（＝ヤマトタケル）に兄を教え諭《さと》して食事に出るように言えと命じます。その父の命令は『古事記』の本文では次のようになっています。

泥疑《ねぎ》教《おし》へ覚《さと》せ

「泥疑」というのは「ねぎらう」というような意味ですが、ここでは「ねんごろに」というふうに副詞的な使われ方をしています。父は、兄を「ねんごろに教え諭せ」と小碓に命じたのです。

さて、このように命じた後、数日経っても兄は食事に出てきません。父は小碓に「まだ教えていないんじゃないのか」と尋ねます。小碓は「ちゃんとやった」と答えます。この部分は『古事記』では次のようになっています。

父王——もしいまだ誨《おし》へずありや

小碓——すでに泥疑《ねぎ》つ

父が「誨へずありや」すなわち「教えていないのではないか」と問うたのに対して、小碓は「すでに泥疑つ」すなわち「すでにねんごろに（ネギ）した」と答えました。この小碓の答えを聞いた父王は「じゃあ、どうやってねんごろに（ネギ）したのか」と尋ねると、小碓は次のように答えるのです。

朝曙《あさけ》に厠《かわや》に入りし時、待ち捕《とら》へて搤《つか》み批《ひし》ぎて、その枝を引き闕《か》きて、薦《こも》に裹《つつ》みて投げ棄《う》てつ

〈朝早く厠に入ったときに待っていて捕らえ、摑《つか》んで捻《ねじ》り殺し、その手足を引きちぎって、薦《こも》に包んで投げ捨てました〉

めちゃくちゃです。教え諭すという方法としては過剰すぎるほど過剰で、こうなると、もう普通の過剰なんてものではありません。ただ教え諭せと言ったのに、彼は兄を捻り殺し、果ては手足をもいで薦に包んで捨ててしまったのです。

父が小碓に命じたのは「ねんごろに（＝ネギ）教え諭せ」です。父の命令の中には「ネギ（ねんごろに）」と「教え諭せ」のふたつの要素がありますが、普通でしたら「教え諭せ」を中心に聞いて、「ねんごろに（＝ネギ）」のほうはそれを修飾する言葉として副次的に聞きます。

しかし、小碓はどうも先に言われた「ねんごろに（＝ネギ）」だけを聞いて、メインである後の「教え諭せ」のほうは聞き落としたのではないかと想像されます。

いや、聞き落とすというよりも、「ネギ」という音を聞いた瞬間に、その音（ネギ）

から「ネジル」をイメージしてしまい、その強烈さに次の「教え諭せ」が聞こえなくなってしまったのではないかと思うのです。「ネギ」が「ねじる」を導き出し、その猟奇的イメージが頭の中を占拠して、あとはもう何も聞こえなくなってしまった。「ネギ」と「ネジ（チ）ル」が語源的にどう結びつくかということについての話はここでは略しますが、ただ「ネギ」すなわち、ギリギリという擬音的な語から、ヤマトタケルは思わず「ねじる」をイメージしてしまった。むろん、このような会話の中で「ネギ」が使われたときに、「捻る」という意味で理解するということは、「意味は文脈の中で理解される」という、私たちみんなが無意識のうちに持っている常識の範囲を超えています。

しかし、ヤマトタケルの過剰さは、そんな常識を無視するところにあります。彼は「ネギ」という語を擬音そのままに受け取るという、非常にプリミティブな言語理解をして「過剰」に走ります。ヤマトタケルの過剰さは、この文脈を無視したプリミティブな言語理解にこそあります。

変だと思うでしょう。しかし、私たちも普段このような言語理解をしているときがあります。
それは夢の中です。

「夢枕《ゆめまくら》に立つ」が理解できる日本人

ある場面の夢を見ている。それがその場面のほんのちょっとのアイテム、あるいは出来事がきっかけになってまったく違う場面に飛んでしまうことがあります。そこでは場面の一貫性も、文脈もありません。ただ、「あるもの・あること（重要な物事とは限らない）」が引き金になって、まったく新しい場面へと急激に変容します。そこには日常生活の基盤になっている因果論や論理性は顔を隠し、夢の世界や、あるいは神がかりなどの変性意識状態下のみで通用する「夢の文法」がその姿を現わします。

「ネギ」という音から「ねじる」に飛んで、それを行動に移してしまったヤマトタケルの行為も、この「夢の文法」に従った行為だと考えれば変ではありません。

ヤマトタケルは、文脈という論理的世界を逸脱《いつだつ》した「夢の文法」を生きている過剰者であるといってもいいでしょう。

そして、私たち日本人は、『古事記』などを読むと、この「夢の文法」にとても親しい民族だということがわかります。

たとえば「夢枕《ゆめまくら》に立つ」という言葉があります。近親者が亡くなるまさにそのときに、遠く離れた人に何かが起こったという話を聞いたときに、ほとんどの日本人は「ああ、そうそう」と共感します。これなどは論理的説明はほとんど不可能です。

近代になってユングが共時性という仮説を提示して説明しようと試みましたが、しかし日本人はそんな仮説が提示される前から、経験的事実として、そんなことが起こり得るということを知っていました。また「掛詞《かけことば》」などの修辞法や「連歌《れんが》」「連句《れんく》」の形式、そして「縁側《えんがわ》」という建築構造、あるいは「尻取《しりと》り」遊びなども、ひとつのきっかけで次から次へとまったく違うものが現われてくるという、この「夢の文法」によって成り立っています。私たちは、因果論や論理性では説明がつかないことでも、「ああ」と受け入れる素地を持っているのです。

古人の智慧《ちえ》に学ぶ「過敏」コントロール法

さて、話を戻しましょう。いくら自分が命令したとはいえ、兄をこんなふうに殺害してしまった小碓の過剰さに、さすがの父王も恐ろしくなります。こんな子を近くに置いておいては何をされるかわからない。何とかしなくてはならない。

現代、過剰な人に対処するには主にふたつの方法を使います。ひとつは、過剰な人を閉じ込めて社会から隔離するという方法で、もうひとつはその過剰さを矯正《きょうせい》して無害にするという方法です。ともに過剰さを抑《おさ》えつけて出さないようにしようという方法です。

ところが父王がとった方法は、そのどちらでもありませんでした。彼は、小碓のこの過剰なエネルギーをそのままに、その流れの方向性だけを変えました。西国《さいこく》で暴れている熊襲《くまそ》を退治せよと命じたのです。それが成功すればむろん万々歳ですが、もし失敗しても過剰な息子を排除（殺害）できるわけですから、どちらに転んでも問題のない方法です。

ヤマトタケルは父王の意図に途中で気づきショックを受けるのですが、それはともかく、父王のとったこの方法だけが、じつは過剰さに対処する唯一の正しい方法なのです。抑えつけられた過剰さは、堰《せ》きとめられた大河の流れのように、それが強ければ強いほど、必ず氾濫《はんらん》を起こす危険をはらんでいます。暴れ狂う大河の流れを治《おさ》めるには、小手先《こてさき》の堤防《ていぼう》を築くことではなく、暴河の流れをそのままに、いくつかの支流を作ることによって、そのエネルギーをコントロールすることが肝要《かんよう》なのです。これは中国古代の聖王、禹《う》のとった治水方法でもあります。

私たち日本人は、過剰に敏感です。敏感な過剰エネルギーはそれがコントロールされないときには「弱さ」となって表われますが、それは小確の過剰さのように出口を求め、そしてコントロールされることを求めているのです。いまの日本人が精神的に弱いといわれる原因は、出口を見つけずに、ただ抑圧したり、激励したりするところからくる歪《ゆが》みの表われだということができるでしょう。

「過敏」さは、それがうまくコントロールされたときには異様なまでの「強さ」となって表われます。弱点は、それをちゃんと把握《はあく》してコントロールすれば長所以上の強みを発揮します。

そして、そのコントロール方法は、やはり私たちと同じように過敏さによる弱さに悩んだ古人の智慧《ちえ》に残っています。いや、本当は、その智慧の記憶は私たちの身体の奥にしっかりと眠っているはずなのです。

そのコントロール方法のひとつが本書のテーマである「呼吸」と、そして「発声」です。私たち祖先が、まだ自然と親しかった頃、緑豊かな山川の中で、深々とした呼吸をして、そして能《のう》の発声のような大きな声を出して、遠くの仲間とコミュニケートする。そんな呼吸や発声によって、人間は自然とつながり、ややもすると精神的弱さを導きかねない膨大な「過敏さ」のエネルギーは出口を与えられ、さまざまな苦難を乗り越える助けとなってきました。

そして、その「呼吸」と「発声」、すなわち「歌」こそが、信長の舞のエッセンスだったのです。

信長の強さの秘密

舞は歌だった

さて、信長は桶狭間の戦いの前に『敦盛』の舞を舞いました。

私たちは「舞」と聞くと、踊りの一種のあの舞を想像します。確かに漢字の「舞」はその姿を映したものですが、じつは日本語の古語では「舞」は「歌」とほぼ同義語で使われていました。

確かに現代の語感からすると「舞」と「歌」が同じだなんて変だと思うかもしれませんが、それはたとえば現在残っている幸若舞を見てもわかります。現存する幸若舞には、能や舞楽《ぶがく》、あるいは日本舞踊のような舞踏はほとんどなく、語り物・謡《うた》い物のように演じられます。幸若舞自体が草子《そうし》に節《ふし》をつけて謡ったのがはじめといわれているように、現在私たちがイメージするような舞はなかったのではないかと

古語では舞は歌だった

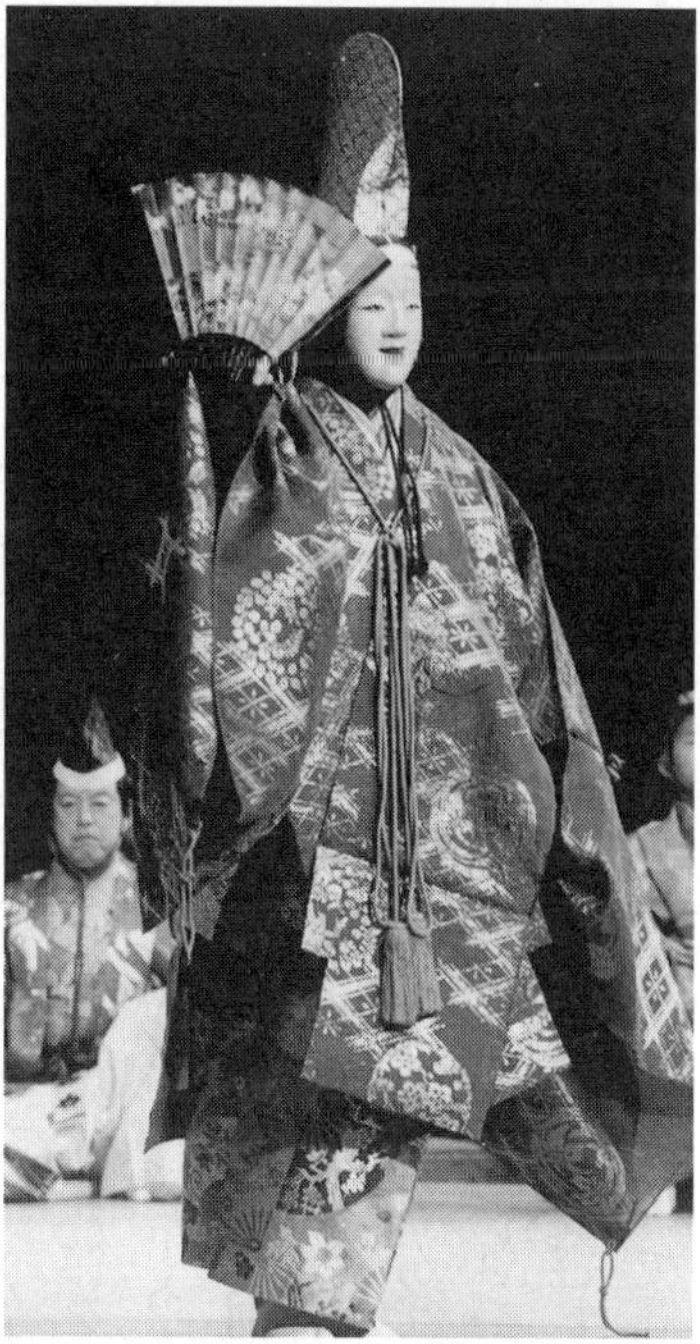

世阿弥も「曲舞（くせまい）」を舞ではなく音曲の一種としていた。謡の中で最も重要な曲（クセ）を謡い舞う津村禮次郎師
（撮影／森田拾史郎）

想像されます。

また、世阿弥《ぜあみ》も「音曲には、曲舞《くせまい》と只音曲《ただおんぎょく》の二種類がある」と言っているように、「曲舞」もいわゆる舞ではなく、音曲の一種としていたことがわかります。

ただし、曲舞と只音曲との間には違いもあります。只音曲が節を中心にするものなのに対して、曲舞は立って謡い、身体のリズムから出た謡《うたい》であるために拍子《ひょうし》を基本とすると書いてあります。現代の幸若舞も立って謡います。同じ謡でも、より身体的なものが曲舞であり、よりメロディアスなものが只音曲だったようです。

能の中の「曲《クセ》」と呼ばれる部分は、謡の中では最も重要な部分で、能全体の物語を受け持ちます。能の舞台では、座わっているシテ（主人公）は「曲《クセ》」の途中で舞い始めることがよくあります。しかも曲《クセ》の中で、物語の場は変容し、怪《あや》しの世界が出現します。舞はただの謡とは違い、身体から湧出《ゆうしゅつ》するリズムで謡われることによって、それを舞う（謡う）人を変容させ、そしてその場をも変容させる力を持っていたのでしょう。

信長は臆病だったがタフだった

信長は舞を好んだようです。しかし、舞ったのはこの『敦盛』のみ。

信長は風流を好むかと、武田信玄《たけだしんげん》が尾張《おわり》の天沢《てんたく》という天台宗《てんだいしゅう》の僧に尋ねたときに、天沢は、「信長は舞を好みますが『敦盛』一番のほかは舞わず、『人間五十年下天の内をくらぶれば　夢幻の如くなり』といつも口ずさみ舞っています」と答えています。ちなみに信長は小唄《こうた》もひとつだけを好み、その小唄は「死のうは一定《いちじょう》、しのび草には何をしよぞ、一定かたりをこすよの」とありますから『敦盛』の節と同様、生を達観した内容を好んだようです。

どうせ死ぬのは決まっているこの命、と謡う信長ですが、その本当の心境はどうだったのでしょうか。

私たちは信長を超人的な人物として祭り上げていますが、しかし、彼とても人間。一見超人的な人間にも、恐怖もあり、不安もあったでしょう。明恵上人《みょうえしょうにん》の

『夢記(ゆめのき)』にも死ぬまで解決できないその葛藤を彼の夢に見ることができますし、また聖フランチェスコも夢に女犯戒《にょぼんかい》をおかすことはやめられず、そのたびに茨《いばら》の中に身を投げたといわれています。聖人と謳《うた》われた二人でも、深層の精神には私たち凡人と同じ思いを宿し、それが夢に現われます。

信長とても同じ。表面的にはいくら強がっても、その深層には私たちと同じように恐怖心や不安があったに違いありません。特に人間不信の戦国の世に幼少期を送った彼の深層には、たぶん私たち以上の深い恐怖心や不安があったでしょう。

古来、勇将・猛将と呼ばれた人には、人一倍恐怖心が強いという人が多くいました。勇猛《ゆうもう》であればあるほど、強い恐怖心を持っていた。その恐怖心に裏打ちされた計画性や行動力があったからこその連戦連勝です。ただ、彼らが後世、臆病と呼ばれず勇猛とされるのは、その恐怖心をやたらと口にしなかったことと、そしてそれをコントロールする方法を知っていたからです。

信長も、たぶん同時期の武将の中で最も恐怖心が強かった一人ではなかったかと思われます。しかし、それでも彼はタフだった。

そのタフさを作っていったひとつの技が「舞」でした。舞によって信長は、圧倒的多数を誇る敵に立ち向かうための死の恐怖を克服し、あまつさえその恐怖を行動のエネルギーに変えていったのです。

さて、いままでタフという言葉を不用意に使いすぎてきました。タフというとアメリカ映画の鬼軍曹とか、ロッキーとかそんなイメージがあります。

正確に言えば、信長の精神の強さは、そんなタフなイメージとはちょっと違います。

では、「精神的に強い」とはどのようなことなのでしょうか。

それを理解するうえで「強い」という言葉から考えてみる必要があるでしょう。

精神的に強いとはどういうことか

ロルフィングの創設者であるアイダ・ロルフは、「強い」というときの「ハード」と「ストロング」の違いを強調します。

現代のトレーニングでは「ハード」が重視されます。ハードな身体を目標とするトレーニングでは筋肉を鍛えて、モリモリでマッチョな状態を目指します。たとえばほとんどのスポーツ・トレーニングで行なうことに「腹筋を鍛える」というのがあります。腹筋を鍛えると、お腹もへっこみ、腹筋が割れて、格好いい。なんか体にもよさそう、そう思います。しかし、腹筋を鍛えすぎると、身体で最も重要な筋肉のひとつである大腰筋《だいようきん》が使いにくくなるとアイダ・ロルフは言います。

むろん筋肉を鍛えて「強く」すること自体は、悪いことではありません。ただ、その「強さ」が「ハード（hardness）」であることが問題なのです。

「ハード」な筋肉とは、鍛えに鍛えて鎧《よろい》のようなガチガチになった筋肉をいいます。筋肉がこういう状態になると、その筋肉を助ける働きをする筋肉や、あるいはその筋肉と逆の働きをする筋肉（拮抗筋《きっこうきん》）が左ページの図のように使えなくなってしまうのです。

これに対して「ストロング」な筋肉とは、必要のないときには弱く柔らかく、そしてパワーを発揮すべきときには強くなれる筋肉をいいます。弱くも強くもなれ

腹筋を「ハード」に鍛えすぎると大腰筋は使えなくなる

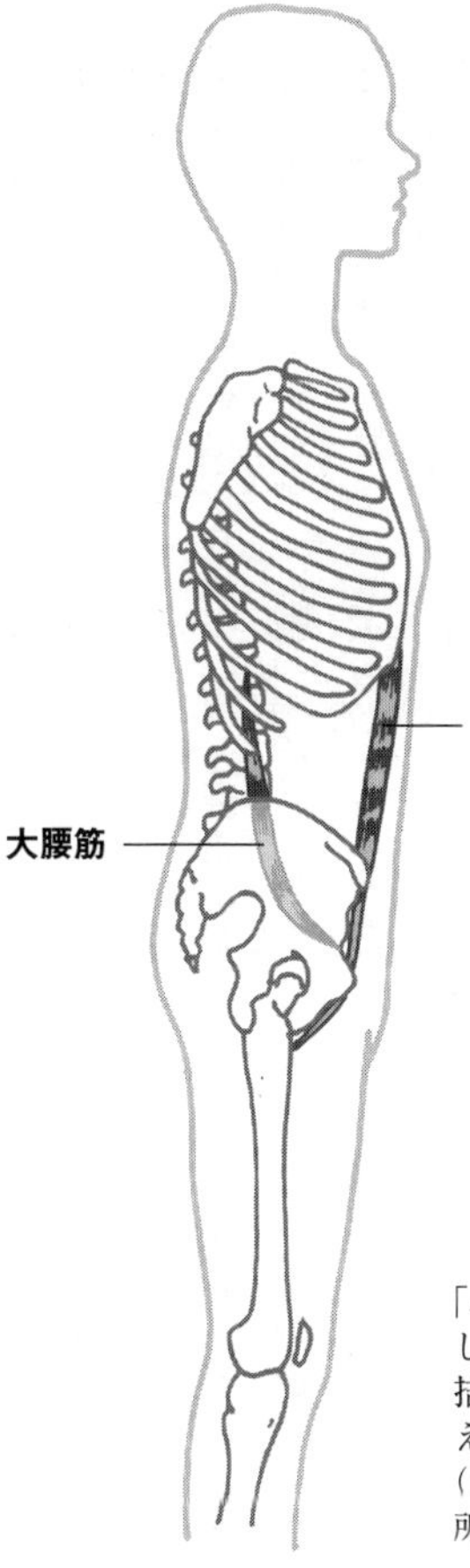

「ハード」な肉体を目指し鍛えすぎると、腹筋の拮抗筋である大腰筋が使えなくなってしまう
（『Rolfing』〈Ida P. Rolf〉所収の図をもとに作図）

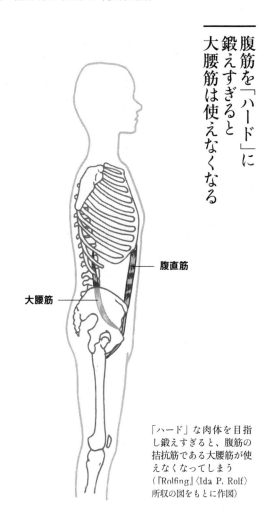

る、その幅を持った筋肉が「ストロング」な筋肉なのです。強さとは「振幅」の大きさだと言っていいでしょう。

張りすぎた弦《げん》は切れやすいといわれるように、ハードな身体は故障を起こしやすく、またちょっとしたネガティブな要素で簡単にダメになってしまいます。

精神も同じです。

「俺はストレスなんか感じたことがない」と豪語《ごうご》する人ほど、じつはもろく、一度折れると立ち直るのが大変です。近頃、「メンタル・タフネス」という言葉をよく耳にするようになりましたが、そこでいわれる「タフネス」もハードであることが多い。むろん、調子がいいときはいい。やけにポジティブだし、テンションも高く、とても明るい。でも、いったん落ち込むとなかなか抜け出せない泥沼に入り込んでしまう。それがハードなタフネスの危険性です。

それに対して「ストロング」な精神とは、落ち込むときにはとことん落ち込み、楽しむときにはとことん楽しめる、そんな振幅を持った心を言います。

ですから彼は恐怖も感じるし、不安も感じる。いや、感じるどころか、人一倍怖がりかもしれません。しかし、その怖さや不安を持ちながらも、それを乗り越えていく力を持っている、それがストロングな精神です。

床一面にうじゃうじゃと蛇《へび》がのたくっている部屋があり、ここを通って次の部屋に行かなければならない。そのときに「蛇なんか怖くない」というのは勇気ではない。「怖いけど行く」と一歩を踏み出す、それが本当の勇気だと言えます。

ストレスがあるから舞台に出られる

「メンタル・タフネス」とは、ストレスをなくすことではありません。ましてやストレスを感じなくなることでも、ストレスに対する感性を弱めることでもないのです。自分のことを考えると、ストレスがあるからこそ、舞台に出られるのではないかと思います。

若い頃は、舞台直前まで激しい稽古《けいこ》をつけられました。

舞台に向かう前に師匠宅に挨拶《あいさつ》に伺《うかが》い、装束《しょうぞく》を拝借するのですが、そのときにも

「謡ってみろ」と言われて稽古が始まります。本番の直前、本当に直前です。稽古では一二〇%の力で声を出します。シャツやズボンどころか革のベルトまでが絞れるほど汗が出ます。そういう稽古を舞台直前につけてもらう。

だから稽古が終わる頃になるとまったく声が出なくなります。いや、声は出るのですが、声から音がなくなっている。息だけの声です。そして本番。最初は不安でした。しかし、「舞台に出れば声は出る」と師匠に言われ、舞台に出ます。すると本当に出るのです。

これは舞台という場が、いい意味でのストレスの場だからでしょう。ストレスのおかげで、出ないはずの声が出たり、あるいは稽古では無理だと思っていた動きができたりします。

だから舞台馴《な》れしてしまって、舞台に出ることへのストレスがなくなってしまったら、もう舞台には出られなくなるでしょう。舞台においてはストレスをなくすのではなく、ストレスそのものをよりよいパフォーマンスのためのリソースにする、それが大切なのです。

言い換えれば、ストレスを行動エネルギーに変換する力を持つ、それこそが本当の「メンタル・タフネス」です。

そして、その変換をするためのツールが信長にとって「舞歌《ぶが》」だったのです。

「謡」が精神の深層に働きかける

では、舞歌にはなぜそんな力があるのでしょうか。それは舞歌は、精神の深層に働きかける力があるからです。

古来、舞歌、すなわち「舞」と「歌」には不思議な力があるとされてきました。

能を大成した世阿弥は、「舞」を「魔縁《まえん》を退け、福祐《ふくゆう》を招く（悪魔を退け、幸運を招く）」ものだと言い、聖徳太子《しょうとくたいし》が逆臣物部守屋《もののべのもりや》を征伐したのも舞の力だとし、そのほかにも舞の奇特をさまざま挙げています。「歌」のほうは『古今和歌集《こきんわかしゅう》』の序に歌の徳を挙げていますが、それによると歌とは天地や鬼神を動かし、男女の仲や猛《たけ》き武士の心をも和してしまう力を持つとあります。

また、中国の五経《ごきょう》のひとつである『春秋左氏伝《しゅんじゅうさしでん》』には舞に関して次のようなエピソードが載っています（これはほかの著書にも引用しましたが、大切なエピソードなので煩《はん》を厭《いと》わず再録することにします）。

〈時は春秋《しゅんじゅう》時代、紀元前五六三年。

宋《そう》の平公が、晋侯《しん》を饗応するに際し、「桑林《そうりん》の舞」を奏したいと申し出た。

宋は前代の王朝、殷《いん》の末裔《まつえい》だ。

晋侯の重臣の一人はこれを辞退すべきだと侯を諫《いさ》めるが、ほかの凡庸な二人の重臣は、せっかくだから見るべきだという。

桑林の舞とは、聖王と呼ばれた殷の湯王《とうおう》が伝えた雨乞《ご》いの舞だ。包丁《ほうちょう》の語源となった名料理人、庖丁《ほうてい》が牛を解体するさまが、まるで桑林の舞のようであったと『荘子《そうじ》』にもある。桑林は伝説の舞で、これを伝えるのは宋一国であり、しかも見る機会などはめったにない。

そんな舞だ。ぜひ見るべきだという意見に従い、晋侯はこれを受けることにした。

　桑林の舞楽が始まる。

　最初に楽人《がくじん》たちが登場してきた。その列の先頭には、楽師が旌旗《せいき》を立てて現われた。晋侯は驚いた。そして、すぐに脇の部屋に引き下がったのだが、その帰路に重い病を得た〉

舞によって死に至るほどの重い病を得てしまう。

五経という古い古典ですから、わかりにくいのは当たり前ですが、それにしてもよくわからない話です。

中国学者のマルセル・グラネは、これは舞の呪力のせいだと言います。呪力というと話がオカルトになるので、いまは避けておきましょう。古代、舞は王朝のエンブレムだった、と彼は言います。エンブレムとは「紋章」であり、「象徴」です。

舞歌は、民族の深層力を象徴する紋章でした。

文字のなかった時代、王朝の秘事は舞歌によって継承されました。仮に王家が滅んでも舞歌が残っていれば、その王朝は継続し、いつか再び甦《よみがえ》り得ることすらあったのです。舞歌の中には、民族のエンブレム、すなわち深層力が記憶されていま す。

周《しゆう》によって滅ぼされた殷王朝のエンブレムは「桑林の舞」の中に封じ込められていて、その力によって晋侯は死病に倒れてしまったのです。そして、ここでも舞踏はなされていなかったことに注意をしておきましょう。

第二次世界大戦では、ナチスドイツによるユダヤ人大虐殺が行なわれました。しかし、それ以前にもユダヤ人は土地を追われ、さまざまなところで迫害されてきました。

もし、かつてユダヤ人に行なわれたのと同じことが日本人に対して行なわれたらどうでしょうか。日本人が、この列島を追われ、日本語という言語の使用も禁止され、数千年にわたって世界中を放浪することを余儀なくされたとき、百世代後の私たちの子孫は何をもって「日本人」たり得るでしょうか。

舞歌さえ残っていれば、それは可能だ、古人ならばそう答えたでしょう。

古人は、舞歌の中に民族の深層力を封じ込めました。その深層力には、言語や理性を超えた民族存在そのものが冷凍保存のように封じ込められている。だから、舞歌さえ伝承していけば、それを解凍できる人が現われたときに、民族は再生し、国家はその盛時の姿を再び現わす。舞歌とは、それほどの存在なのです（ユダヤ人にとっては、聖書の朗誦《ろうしょう》がそれでした）。

それは人間がもっと素朴で、文明の発達していなかった昔の話。いまはそんな話は通用しない、と現代人ならば思うでしょうが、しかし私はこのグラネの考えは現代でも充分に通用すると思っています。

その確信は、能を学んで得ました。

「型」の力

演劇と能の違いは、たとえばその稽古とメソッドの違いでも顕著です。

たとえば悲しい場面で役を演じるとします。演劇の「メソッド演技」という技法では、自分の過去にあった悲しい場面を思い浮かべます。これがうまくいくと本当に涙が流れてきて、悲しい演技ができます。しかし、メソッド演技では、その人の人生経験以上の演技はできません。ですから、自分の演技を膨《ふく》らませるためにさまざまな人生経験をすることが求められます。

能はこれとまったく違うアプローチをします。悲しいとか、楽しいとかそんな解釈は一切せずに、ただ「型」の稽古をします。この「型」は、舞の型だけでなく、謡の型も含まれます。本当は謡の型という言い方はしないのですが、しかし謡の稽古はやはり「型」を稽古しているようなものです。

そこでは手の位置が高いとか、もっと声を張れとか、そういうことだけをただひたすら稽古されます。本番でも、ただ稽古したとおりに「型」をなぞります。そこにはこんな感情を表現しようなどという気持ちはまったくありません。

が、観客は感動します。しかも、その感動は悲しいとか、楽しいとか、そういうことを超越したもっと深い部分での感動です。それは普段の感動とは、位相《いそう》それ自体がまったく違う感動で、これは後述する「思ひ」が引き出す感動なのです。

そして、さらにそれが進めば、演じている本人すら、それまでの人生で一度も体験したことのない非常に深い感情を味わうことができる、それが能です。

かつて古人が封じ込めた、私たちの祖先の深層力が「型」をすること、すなわち舞うことによって解凍され、それが舞台から溢《あふ》れ出て観客を感動させるのです。このとき、観客の身体も変化していて、普段はまったく忘れている、身体の深層に眠っている非常に深い部分が刺激されています。ですから、そこで立ち現われてくる感動は、かつて体験したことのない感動です。それはあるいは眠りということで訪れることもあります。しかし、その眠りは、普段のどの眠りともまったく質を異にする、非常に深いリラクゼーションを伴う眠りです。それを胎児の眠りに比す人すらいるほどの眠りなのです。

しかし、それほどの深層に働きかけるものならば、晋侯だけでなく宋の人たちにも悪い影響があるのではないか、そう思います。しかし、宋の人たちにとって桑林の舞は、まさに世阿弥の言う寿福増長、元気で長生きするためのエネルギーがつまった舞です。

その民族にとっては寿福増長が約束されるが、他民族にとっては危険極まりない力を持つことすらあり得るという薬毒両様の性格を持つ、そんな芸能もあります。

先日、家の近くのカフェで一人のチベットの方と知り合いました（じつは話をしているうちに一〇年以上前にも会ったことのあることが判明して、偶然の再会でした）。その方はダライ・ラマとともに欧米に出かけるのですが、欧米人はチベット声明《しょうみょう》を嫌うといいます。

チベットの声明は、不思議な倍音《ばいおん》を響かせる独特のものです。私たち日本人が聞くと非常に心地よい。が、西洋の国では「悪魔の和音」と言って嫌う人が多いというのです。嫌うだけでなく、実際に気分が悪くなって出て行く人も多いそうです。まさに桑林の舞の故事です。舞歌は深層に働きかけて、その人の精神にまで影響を与えてしまいます。

舞歌は、万物を動かしてしまう超自然的な力を持つ身体技法だと古代の人々は考えたのでしょう。それは個人を超え、時を越えて伝承されます。

心《しん》に錨《いかり》を下ろす

深層の力とメンタル・タフネス

舞歌が精神の深層に働きかけてくるのはわかった。では、なぜ深層に働きかけることによってメンタル・タフネスになるのでしょうか。

それを解くキーワードは「心」です。「心」は「こころ」ではなく「しん」と読みます。「心《しん》」とは人間のこころの最奥に存在する霊妙な精神作用をいいます。

世阿弥は「万能《ばんのう》を一心《いっしん》に綰《つな》ぐこと」と言って「心《しん》」を非常に重視しています。

西洋の精神分析や心理からちょっと離れて、人の精神作用を古語から見ていくと、まず表層の「こころ」があります。これは「こころ変わり」という語が示すようにころころと変化するのが、その特徴です。そして、その奥に、この変化する「こころ」を生み出す「思ひ」があります。

たとえば恋愛を考えてみます。こころ変わりという言葉のとおりに、好きになる対象はさまざまに変わります。昨年はあの人が好きだったのに、今年はもうこの人を好きになっている、という具合にです。でも、その対象はころころ変わっても、人を恋うというその精神作用は変化しません。それが「思ひ」です。

映画などを観たときに感じる感動の多くは「こころ」の感動ですが、能を観たときに感じる感動は、この「思ひ」の感動です。

芭蕉《ばしょう》は「さまざまに品変りたる恋をして」という句を作りましたが、「品」がころで「恋」が思ひです。思ひは恋だけではありません。たとえばふと感じる寂しさ、それはいくつになっても変わりません。これも思ひのひとつです。思ひには、さまざまなものがあります。

さて、ここで「こころ」と「思ひ」をもう少し明確にするために、近年ストレスマネジメントでよく使われる認知療法という心理療法を紹介しましょう。現在は「認知行動療法」がよく使われていますが、語を単純化するために「認知」に特化してお話しします。

ストレスと認知療法

認知療法で大切にするのは人間の「認知」です。

誰かのひどいひとこと（出来事）で、私たちがむかついた（感情）とします。ひょっとしたらぶん殴《なぐ》ったり（行動）するかもしれません。普段私たちは、この出来事と感情・行動をダイレクトに結び付けます。「あいつがあんなことを言ったから、むかついたんだ」あるいは「殴ったんだ」と言います。

しかし、認知療法では、この出来事と感情の間にある「認知」の働きを重視し、その認知の働きによって、感情や行動が変わると考えるのです。

ストレスで言えば、「出来事」のことを「ストレッサー」と言います。たとえば上司の罵詈雑言《ばりぞうごん》とか、わがままな客の態度とか、あるいはリストラとか離婚とか、そういうストレスの原因になるものが「ストレッサー」です。そして、それによって引き起こされる感情や行動を「ストレス反応」と呼びます。

認知療法でストレスはなくなるか?

認知療法で大切なのは「認知」

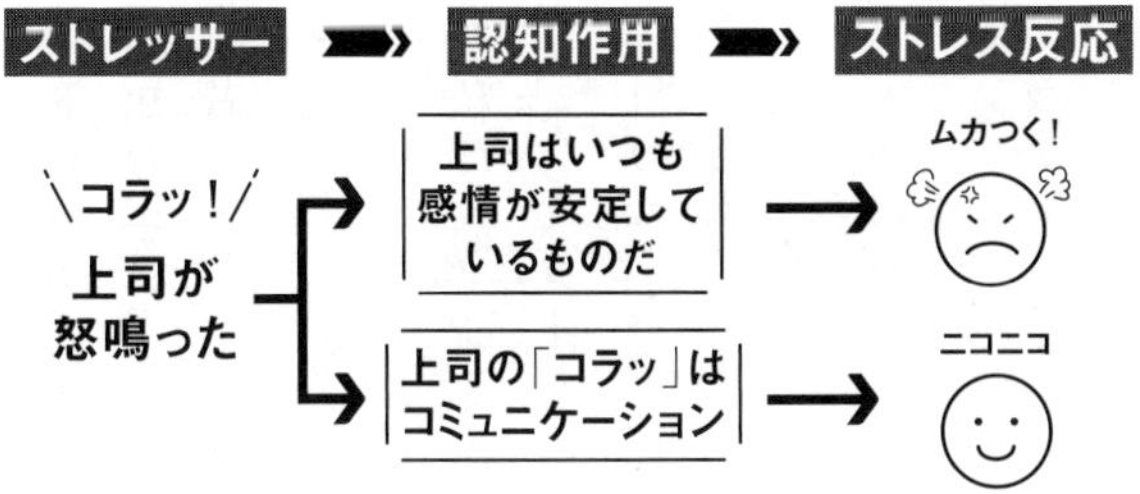

同じストレスでも「認知」を変えれば反応も変わる

「こころ」は揺れるものだと古人は考えた

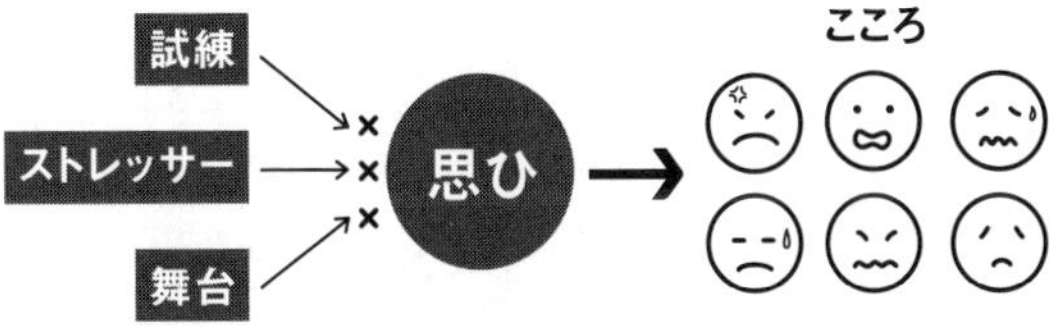

どんなにストレスを取り除いても、「こころ」を揺らすために「思ひ」はストレスを引き寄せる

ストレッサーがあればストレス反応があるのは当たり前です。しかし、ストレス反応が強すぎる場合は、認知の歪みがあるからだ、そして、その認知の歪みを変えることによってストレス反応も変えていこうと、認知療法では考えます。

この「ストレス反応」あるいは「感情」は、前述した古語の「こころ」に似ていると考えてもいいでしょう。

ストレスにさらされると私たちの「こころ」は揺れます。こころはストレス反応です。こころを揺らしたストレッサーが去れば、こころの揺らぎは収まります。が、また新たなストレッサーがやってきて、こころは再び揺れます。ストレッサーはむろん「思ひ」ではありません。ストレッサーと出会うことによって、こころを揺らす作用をするのが「思ひ」です。

こう書くと、まるで思ひが「認知」のように見えるかもしれませんが、そうではありません。

外からやってくるストレッサーに対し、自分の中の認知の歪み＝受け取り方を矯正すれば、ストレス反応も変えることができると考える認知療法は、言ってしまえば、いまストレスを感じているとすれば、それはあなたの受け取り方が歪んでいるからだよ、ということになりかねません。

しかし、私たちの祖先は、こころが揺れなくなるなんてことは、たぶんないのではないか、そう考えました。

ストレスも、揺れるこころもなくならない

多くの人は試験の夢を見ます。定期試験でテスト用紙を目の前にして、「自分が勉強してきたのとはまったく違うところから問題が出ている」なんていう夢です。私も見ました。が、さすがにこのごろは試験の夢を見ることはなくなりました。しかし、代わりに舞台の夢を見るようになりました。違う演目の台詞《せりふ》を覚えたまま幕が上がり、すごい恐怖を感じるという夢です。試験と舞台、状況も問題も変化しましたが怖さは同じです。

試験とか舞台とかいう状況が「こころ」です。そしてそのとき感じる情動、すな

わち不安とか恐さの種《たね》、これが「思ひ」です（これは感情ではないのですが、本書ではこのことにはこれ以上触れずにいきます）。それはどんなにストレッサーを取り除いても、そしてどんなに認知を書き換えても、変わりません。試験がなくなれば舞台がその「思ひ」を引き起こしますし、能をやめて南の国に行ってのんびり生活をしても、今度はひょっとしたら隣近所の人がそんな夢に現われるかもしれません。どんなに状況を変えても、自分自身の性格を直しても、揺れるこころはなくならない。それが人間の性質です。いや、それどころか、こころを揺らすために、すなわちストレス反応を引き出すために「思ひ」はわざとさまざまなストレッサーを自ら引き寄せているんじゃないか、そう感じてしまいます。

外からやってくるストレッサーに対して認知を書き換えれば何とかなると考える認知療法に対して、我が祖先は、ストレッサーはむしろ自分で招き寄せているのではないか、そう考えたようです。

となると、状況や認知がどんなに変化しても、こころは揺れたがるものです。メンタル・タフネスとはストレスをなくすことでも、感じなくなることでもないと言ったのはこのことです。どんなことがあってもストレスはなくなりません。もともとなくならないものを、なくそうなんていうのが間違いですし、なくなった気になるのはもっと危険です。

ストレスはなくならない。こころは波打つ。だからこそ、波打つこころはそのままに、またそれを波打たせる「思ひ」もそのままに、その底の人間の精神の最奥に存在する霊妙な精神作用である「心《しん》」に、どっしりと重い錨《いかり》を下ろしておく必要があるのです。

世阿弥が言った「言語を絶して心行所滅《しんぎょうしょめつ》」

精神の深層にある「心《しん》」、世阿弥はさらに正確を期して「正位心」という語も使います。自分のずっと奥のほうにある不動の精神、それが「心《しん》」です。

「心《しん》」とは「芯」でもあり、そして「神」でもあります。これは、精神が動きだす以前の「精神そのもの」と言うことができるでしょうか。いや、精神ですらないかもしれません。

これは、世阿弥が別のところで言う「妙《みょう》」の境地、すなわち「言語を絶して心《しん》行所滅《ぎょうしょめつ》」という境地にも近いでしょう。世阿弥は「妙」の譬《たと》えとして天岩戸《あめのいわと》神話を出します。

須佐之男命《すさのおのみこと》の暴虐に、姉である天照大神《あまてらすおおみかみ》は天の岩戸に隠れてしまいます。『古事記』に描かれるそのときの有様は「万《よろず》の神の声《こえ》は、さ蝿《ばえ》なす満ち、万の妖《わざわい》悉《ことごとく》に発《おこ》りき」とすさまじい。この世の終わりのごとき闇が到来します。

この、諒闇《りょうあん》で言語を拒絶する時空を世阿弥は「妙」すなわち「心《しん》」であるとし、「言語を絶して心行所滅」と言います。

「言語を絶する」の「言語」とはLanguage (lingua) だけではありません。五感と、そして意識に感じるもの、それがすべて言語です。言語によって私たちは区別を知り、ものの存在をあらしめることが可能になりますが、それが絶した「妙」の状態とは、区別もなければ、存在もない、天地開闢《かいびゃく》以前の絶対の闇の世界です。それが「心《しん》」です。

その中で天宇受売命《あめのうずめのみこと》の舞歌が行なわれます。陰《ほと》（性器）を露《あら》わに舞う天宇受売命の姿は、絶対の闇の中ですから器官としての目で見ることはできません。絶対の闇であるそこには時空間もないので、その舞は舞われていながら舞われていない、そんな舞です。

しかし、その舞歌は天照大神を動かし、彼女は岩戸を少し開ける。その瞬間、暗闇は裂け、光が戻る。

暗闇が裂けて光が戻ったその瞬間を世阿弥は「花」と言います。世阿弥が最も大切にする美しさ、「花」です。この花はむろん植物の花に限りません。いまでも「あの人は花がある」といいますが、その「花」に近い。しかし「花」とは存在ではありません。「花」とは「化」、すなわち変化そのものです。

ところが変化（花《か》）は存在ではないので、絶対の闇と同じく、時間も空間も所有しません。しかし、花は絶対の闇である「妙＝心《しん》」とは違い、時間と空間を生み出します。変化そのものがそこに立ち現われた瞬間に、時間と空間が生まれるのです。

岩戸の神話で言えば、闇が裂けた瞬間に時間と空間が生まれます。闇が裂けた瞬間に、そこに生じた光が神たちの顔を照らし、人はそれにある形を認識し、時空間が生まれます。この瞬間を世阿弥は「一点付《いってんつ》くる」と表現します。まさに瞬間、一点です。

ここで世阿弥は神々の「顔」を「面」、光によって「照らされた」状態を「白」といって、「面白《おもしろ》き」という言葉の由来とします。時空間が生まれ、はじめて「認識」が可能になるのです。

さて、この神話を「こころ」と「思ひ」に当てはめれば、神々の顔が「面白き」として形となって目に見えた状態が「こころ」です。私たちがふつう認識できるのは、これだけです。私たちが何かを形として認識したときには、「心《しん》」も「思ひ」も飛び越えて、すでに「こころ」になってしまっています。ですから「こころ」以外を表現するのは不可能です。

しかし、この「こころ」をちょっと突き詰めると、それが生じた瞬間、すなわち「花（変化）」の瞬間を捉《とら》えることができます。これが「思ひ」、すなわち「こころ」

を生じる変化そのものです。ちなみに瞬間といっても、それは時間が存在する「いま」から見た瞬間で、本来は時間も空間もない、時空の裂け目のような「状態」ですから、この瞬間は一瞬でもあり、もっと長い時間かもしれません。

そして、そのさらに奥にあるのが「言語を絶して心行所滅」の「妙」であり、人間のこころの最奥に存在する霊妙な精神作用である「心《しん》」です。それは存在もしない代わりに変化もしない、まさに不動心です。

世阿弥は「万能を一心に綰《つな》ぐこと」と言います。すべてのことを最奥の精神である「一心」、すなわち錨《いかり》に繋《つな》ぐことを求めます。そして、そんな不可能そうなことを行なうのが舞歌の力なのです。

呼吸と声が、揺れるこころをコントロールする

本書では舞歌を主に「歌」の面から見ていくことにします。むろん、身体動作を伴った舞も重要ですが、それはまたの機会に譲りましょう。

当たり前の話ですが、歌は「声」によって歌われます。また、声は「呼吸」がベースになっています。

ですから、私たちはまず「呼吸」について探求していきましょう。そして次に「声」の探求へと進みます。でも、じつは「呼吸」と「声」以外に、もうひとつ大事なものがあります。それは声とか呼吸のように名前をつけるのが難しいものです。たとえば、お米と水だけではご飯は炊《た》けません。そこに、ある化学反応が必要です。その化学反応を作るのは火だったり、熱だったりしますが、しかし大事なのは火でも熱でもなく、そこに起こる変化です。そして、それはうまく言葉にできません。

それを扱うのは本書の範囲を超えるので詳述は避けますが、本章を閉じる前に、そんなことについて少しだけお話しておきます。

「心《しん》」との出会い

私たちは呼吸と声とによって「心《しん》」に到達しようとしています。しかし、呼吸や声を使ったエクササイズの途上で、かりに「心《しん》」に到達したとしても、もしあなたが「心《しん》」とはどのようなものであるかを知らなければ、それが「心《しん》」だということに気がつかないでしょう。

しかし、ここで「心《しん》」とはこういうものだ、ということを説明することは難しい。それは世阿弥の言うように認識も言語化もできないものだからです。

多くの人は、一度は体験しています。ただ、そのときそれが「心《しん》」だとは気づかなかったために（あるいはそれに気づいた状況がそれどころではなかったために）素通りしてしまっています。

たとえば、何かとても大変な状況のときに、ある出来事によって、その状況が一変してしまうことがあります。たとえば命に関わる大怪我《けが》をしたとか、あるいは大事な方が急逝《きゅうせい》したとか、そんな大変な出来事が起こると、それまでの大変な状況が一変してしまうことがあります。むろん周囲の状況は何も変化していないのですが、それに対するあなたが変化するためにすべてが変容してしまうのです。それはあなたが「心《しん》」と出会った瞬間かもしれません。

認識も言語化もできない「心《しん》」との出会いは、いわゆる普通の出会いではなく、それは「事件」としての出会いです。スイスの神学者カール・バルトの言うように「接触しないことによって、その限界として、新しい世界として接する」、そのような接触かもしれません。そして、そのような接触、出会いを芸能化したものがじつは能なのです。

なんて言っていると余計に何がなんだかわからなくなるかもしれませんね。そこで、その出会いの可能性とその性質を見るために、ちょっと寄り道して能の物語の構造を説明しましょう。

「能」の中のふたつの時間

能にはさまざまな登場人物がいますが、そのほとんどは「シテ」と呼ばれる主人公のグループに属するか、「ワキ」と呼ばれる、その相手方に属するかのどちらかになります。シテの多くは亡霊や神様、あるいは動植物の精霊《せいれい》といった、この世ならざる存在です。対するワキは現実の人間です。ワキは人間ですから、変化する「こころ」を持っていますが、亡霊の精神は不変の「思ひ」を引っさげて、この世に再び登場します。

ちなみにワキとは現代演劇の脇役とはちょっと違う意味なのですが、そのことについては別の著書（『異界を旅する能　ワキという存在』ちくま文庫）で書きましたので、ここでは省きます。

能の物語の多くは、旅人がある場所に行きかかったところから始まります。その旅人はどこに行くというあてもない漂泊の旅人です。能の中では諸国一見の僧として、よく現われます。旅人の役をするのはワキです。

さて、旅人があるところに通りかかると、そこにどこからともなくひとりの女性が現われます。この女性がシテですが、このときにはまだ幽霊であることは明かされません。また、老人や童子、あるいは青年であることもありますが、女性であることが圧倒的に多いので、いまは女性ということで話を進めましょう。

偶然出会った二人は、ここでその土地に関しての会話を始めます。一人は旅人ですから、旅人がその女性に土地のことを尋ねるという形が多いのですが、二人の会話は進めば進むほど混乱してきます。本来はシテのセリフであるべきところをワキが言ったり、またその逆もありという具合に発話の主が錯綜《さくそう》します。あるいは語っている風景の中に二人の心情が割り込んできたりして、目前の風景が二人の心的情景に変化していったりしてしまうのです。

その話の中で、この土地はただの土地ではなく、かつてある事件があった土地だということが女性によって明かされます。そして、その物語を女性は語りはじめるのです。

女性の物語が進みます。が、話が進むと、今度はその語りも歪みはじめます。はじめは第三者のこととして三人称で語られていた物語の主語が、いつの間にか一人称になり、まるでこの物語の主人公は、語っている女性その人であるかのように変容してくるのです。そして、物語が終わったとき、女性は「じつは私は」と本性を現わします。彼女こそその物語の主人公で、いまここにいるのはその幽霊だという

能の中にはふたつの時間が流れている

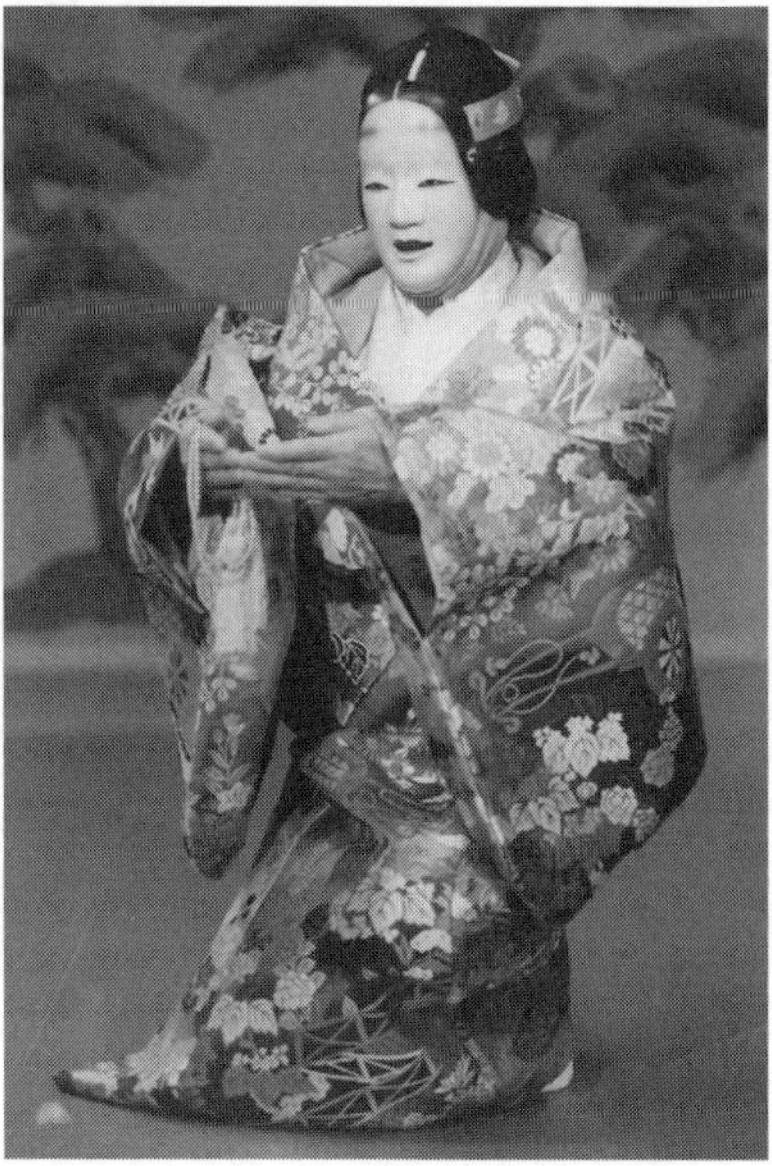

主役であるシテには「死者の時」が、人間であるワキには「人の時」が流れる。ふたつの時間が出会ったとき、新たな「時」が生まれる。写真は津村禮次郎師（撮影／森田拾史郎）

ことが明かされ、彼女はどこへともなく姿を消してしまいます。気がつけば辺りは暗くなっていて、さっきとは何か様子が違います。不思議に思った旅人が夜もすがら弔《とむら》っていると、物語の主人公は今度は本当の姿を現わして舞を舞う。

このような構造が能、特に複式夢幻能と呼ばれる能の構造です。

能の物語の構造をよく見てみると、そこにはふたつの時間が流れていることに気づくでしょう。

ひとつはワキ、すなわち人間の時間、「人の時」です。これは私たちの時間と同じで、過去から現在に至り、そして未来へとつながっていく〈順行する時間〉です。

そしてもうひとつはシテの時間、すなわち「死者の時」です。こちらは現在から過去に遡《さかのぼ》っていく〈遡行《そこう》する時間〉です。

二人が出会ったとき、ワキもシテも「現在」にいます。しかし、出会った瞬間から時間の流れが変わります。旅人であるワキの時間は、時計が刻むときのように刻々と未来に向かって刻まれていきます。それに対してシテである幽霊の時間は、二人が出会った「現在」から徐々にあの「事件」があった過去に向かって遡りはじめるのです。

そして、彼女が語りをし、その最後でシテの正体が顕《あら》われた、まさにそのとき、ワキの「人の時」はぐいっと過去に引き寄せられ、「いまは昔」になってしまうのです。遡行する「死者の時」と順行する「人の時」とが出会ったそのとき、そこに「死者の時」でも「人の時」でもない、新たな「時」が出現します。現在と未来が出会った瞬間に、「何か」が生まれ落ちるのです。

旅人は放浪の人です。ここがどこであろうと、いまがいつであろうと知ったことではありません。が、ふたつの時が出会ったそのとき、場所も時も特別な意味を持ちはじめます。シテにとってはこの場所でなければならなかったこと、そしてこのときでなければならなかったことが明かされ、放浪者にとっての「いつか、どこか」は、まさに「いま、このとき」の特別なときになるのです。

さて、じつはこのようなふたつの時間と、その出会いは、能から始まったことではありません。

日本最古の歌集である『万葉集《まんようしゅう》』の中にもそれを見ることができます。

『万葉集』にも見られる「人の時」と「死者の時」

軽皇子《かるのみこ》は立太子《りったいし》の準備のために、歌人である柿本人麻呂《かきのもとのひとまろ》らとともに阿騎《あき》の野に遊猟に出かけます。この阿騎の野は、亡き日並皇子《ひなみし》も遊猟をした地。ここで夜を徹しての猟と、そして恐らくは儀礼が行なわれました。

このときのことが『万葉集』の中に長歌《ちょうか》と四首の短歌《たんか》として柿本人麻呂によって歌われています。

まず長歌ではこの阿騎の野にやってきて、旅宿りするということがまるで道行《みちゆき》か祝詞《のりと》のような語り口で歌われます。煩を避けて本文は省略しますが、まるで祭文《さいもん》のようでもあります。これによってこの長歌が普通のものではないということがわかります。

さて、四首の短歌も問題です。短歌の中にふたつの時が流れています。これも能と同じく「死者の時」と「人の時」です。

短歌を詠《よ》む生者、「人の時」の時間は、むろん順行する人の時を刻みます。しかし、すでに旅宿りを決意したそのとき、阿騎の野に宿る旅人たちの脳裏には「死者の時」が侵入する用意ができています。旅宿りをしながら、みんなで亡き日並皇子を偲《しの》ぶ昔話をしていたでしょう。その昔語りの場に「死者の時」は侵入してきます。この四首の短歌は、順行する人の時の流れと、遡行する死者の時の流れとが同時に詠み込まれながら進行していきます。

そして逢魔《おうま》ヶ刻《がとき》と呼ばれる夜明けの瞬間が訪れます。東の空には昇る朝日とともに陽炎《かげろう》が立ちます。それを眺《なが》めていた軽皇子（あるいは人麻呂）は、何かの気配を感じてふと振り返ります。するとそこには、無音の音を立てつつ西の空を渡っていく月の姿があったのです。

東《ひむがし》の野に炎《かぎろひ》の立つ見えて

かへり見すれば月西渡《かたぶ》きぬ

ここに東の太陽に象徴される新皇子である軽皇子が世に昇り行く姿と、そして西の月に象徴される亡き日並皇子がこの世から隠れ行く姿が、瞬間、同時に出現します。「人の時」と「死者の時」とが、太陽と月という姿を借りて現実に出会った瞬間です。

そして次の瞬間、日並皇子の亡霊が大勢の騎馬兵を引き連れて御猟《みかり》に立たしし時が、地平線上にあたかも幻のごとくに出現します。

日並皇子の命《みこと》の馬並《な》めて
御猟《みかり》立たしし時は来向《きむか》ふ

お盆とお通夜に出会えるもの

白川静《しらかわしずか》氏などは、この歌は軽皇子の天皇霊継承のための儀礼としての意味を持つと言います。そしてこれに似たような経験は私たちにもあります。

そのひとつが、お通夜です。

遺骸《いがい》を前にして、一晩中酒を酌《く》み交わしながら亡き人のことを偲んで、思い出話をする。時計は刻々と時を刻む。しかし話の内容はどんどん過去に遡ります。私たちの中に「死者の時」が侵入してくるのです。時間が経つ。夜中の三時くらいから意識は朦朧《もうろう》としはじめる。寝まい寝まいと思っていたのに、明け方うつらうつらとしてしまう。

そんなときの夢に、亡き人は決まって姿を現わします。そして、そのとき「死者の時」と「人の時」とが出会い、そして、このふたつの時が出会った瞬間、そこにまったく新しい時が忽然《こつぜん》と出現するのです。

能の物語に現われた亡霊は、過去の人です。が、いまここに現われている。過去の人がここにいるわけですから、彼女はまた再び、ここに現われる可能性を持っています。いや、たぶんずっと先の未来にも彼女は現われ得ます。ということは彼女は「永遠」という時に生きているのです。そして、そんな永遠の時から訪れた彼女と出会ったとき、私たちの時の中にも永遠が注ぎ込まれます。論理性や合理性で頭でっかちになってしまった現代人には、それが注ぎ込まれているということにすら気づかないかもしれませんが、私たちよりも、もっと純粋でプリミティブだった昔の人々には、それは実感を伴った衝撃的な出会いとして訪れたと思われます。

そして、このことに頭ではなく、全身全霊で気づいたとき、生者である私たちも「永遠」という時の中に放り出されます。この仕組みがお通夜であり、またお盆です。

順行する人の時の流れと、遡行する死者の時の流れの渦巻《うずま》くのがこの世です。それは「こころ」と「思ひ」のように位相を異にしますので、通常交わることがありません。しかし、それが「事件」として交わった瞬間に私たちは忽然と絶対理解不可能であるはずの「永遠」を実感します。自分の生命の不滅性と、そして宗族、共同体の永遠性を実感するのです。

モノ、コト、チ

そして、じつはこの「永遠」こそが「心《しん》」なのです。世阿弥の言う「言語を絶して心行所滅」の「妙」です。こころの最奥に存在する霊妙な精神作用です。天照大神が隠れて、暗黒となり、さまざまな悪霊が跋扈《ばっこ》しても、それでもそこに存在するのが「妙」であり、「心《しん》」であり、永遠性です。

この永遠性を古人は「チ」と呼んでいました。イカヅチ（雷）、オロチ（大蛇）の「チ」です。漢字を当てはめれば「血」にもなりますし、「乳」にもなります。しかし「チ」とは、そういった具体物ではなく、生命活動そのものを指す言葉です。ですから「霊」や「魂」という漢字をこれに当てることもあります。

「こころ」すなわち認識可能なものを「モノ」としましょう。むろん物体もモノですが、人間もモノです。夢で言えば試験の夢や舞台の夢も認識ができますから、やはりモノです。能で言えばワキが「モノ」です。

これに対して認識ができないもの、これを「コト」と言います。いままでのお話で言えば「思ひ」です。試験の夢や舞台の夢が現われる以前の、心の奥底にある混沌とした、なんかもやもやしたもの、それがコトです。能ではシテです。

まとめてみましょう。

モノであるワキと、コトであるシテは通常出会うことはできません。位相が違うのですから当たり前です。神と人との出会いも同じです。それが出会うことができるのは前述したバルトの言う「事件」としての出会いにおいてのみなのですが、その不可能な出会いを芸能化したのが能なのです。そして、その儀式化がお通夜であり、お盆です。

モノとコトが出会ったとき、私たちはそこに「チ」である永遠性が流れ込んでくるのを体感し、そのときこの世のどんな不幸も「永遠から見れば、まあ、たいしたことはないか」と実感することができます。

さて、通常出会えないモノとコトをつなぐもの、それが「コト」の「端《は》」である「コトバ」です。混沌として不可視なコトの、ある部分を切り取って、それをひとつの面から見えるようにしたのがコトの端《は》である「コトバ」なのです。夢のコトバなどは、まさにこれです。

また、「チ」と出会うために、私たちは「呼吸」を使います。西洋でも息を表わす「スピリット（プネウマ）」は、同時に「精霊」という意味を有します。

日本語の「命《いのち》」とは、「息《い》」の「チ」です。息を探求することによって、コトのさらに奥にある「チ」、すなわち生命活動そのものや、永遠性にも出会える、そう古人は考えたのでしょうか。

さて、この話はまた別の機会に書くことにして、次章からは現実に戻り、いのちの元となる「呼吸」と、そして「声」について自分の身体を使いながら探求していきましょう。

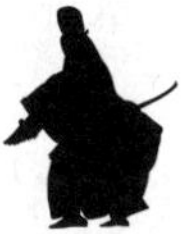

2章

能のゆったりとした呼吸は「反復律動性」をつくる

――高いパフォーマンスを引き出す「和」の呼吸法

「能」の呼吸法

「反復律動性《はんぷくりつどうせい》の呼吸」でストレスは力になる

さて、本章からいよいよ心《しん》に至るための具体的なアプローチとして「呼吸」と「声」についてお話ししていきます。最初は「呼吸」から始めましょう。

「いのち」は「息の霊《いのち》」であり、息は「生き」に通じ、長息は「長生き」にも通じるといわれるほど、呼吸はすべての基本です。

ここで扱いたい呼吸は大きくふたつあります。

ひとつは「ゆっくりと繰り返される、リズミカルな深い呼吸」で、そしてもうひとつは「瞬発性のある強い呼吸」です。「瞬発性のある強い呼吸」に関しては声とともに次章でお話ししますので、本章では前者「ゆっくりと繰り返される、リズミカルな深い呼吸」について見ていきましょう。

ゆっくりと繰り返される、リズミカルな深い呼吸は、「反復律動性《はんぷくりつどうせい》の呼吸」と呼ばれます。

東京学芸大学の藤枝《ふじえだ》賢晴《よしはる》先生は剛柔《ごうじゅう》流空手道の宮城《みやぎ》敬《たかし》宗家の高弟の方に協力を得て、「反復律動性の呼吸」の効用を知るためのテストをされています（第35回日本武道学会―２００５年）。

高弟の方に最初に、ＰＯＭＳ（Profile of Mood States）という心理テストを受けてもらいます。これは「Mood」すなわち気分・感情の状態を測定するための心理テストで、緊張・抑うつ・怒り・活気・疲労・混乱という6因子を同時に測定することによって、その人のおかれた条件の下で変化する一時的な気分・感情を測定するというテストです。

テスト後に被験者に、ふつうの「有酸素運動」と「三戦《さんちん》・転掌《てんしょう》」という剛柔流の「型」とをしてもらい、その後でもう一度ＰＯＭＳをすることによって、単純な運動と呼吸の調整を意識した運動が、気分・感情に与える変化を比べて考察します。「三戦・転掌」は、前述の反復律動性の呼吸を伴う型です。

藤枝先生はお医者さんですので、採血をし、血中β―エンドルフィン、ACTH、カテコラミンなども計測されていらっしゃいますが、それについては私は専門外ですので、詳細には触れないでおきます。

さて、結果は左ページの図Aと図Bとに示されています。

これによって、「三戦・転掌」という反復律動性の呼吸を伴う型をすることによって、6因子のうちの「活気」はさらに増加し、そのほかの因子が下がっていることがわかります。すなわち、やる気は失わずに、ネガティブな感情を抑えることができたということです。

有酸素運動でも、ネガティブな因子は減少するのですが、「活気」に関しては増加が認められませんでした。ふつうのストレス・リダクション効果はありますが、やる気は上がらないということです。

また、この図には表われていませんが、藤枝先生は「有酸素運動→型」、あるいはその逆パターンの「形→有酸素運動」でも計測をされ、その結果、「有酸素運動により『抑うつ』、『怒り』、『混乱』は減少したが、『活気』に変化はなく、続く型

「反復律動性の呼吸」はやる気を増し疲労や混乱を減らす

空手の「形」と有酸素運動にみる
感情変化の違い(POMS：T 得点)

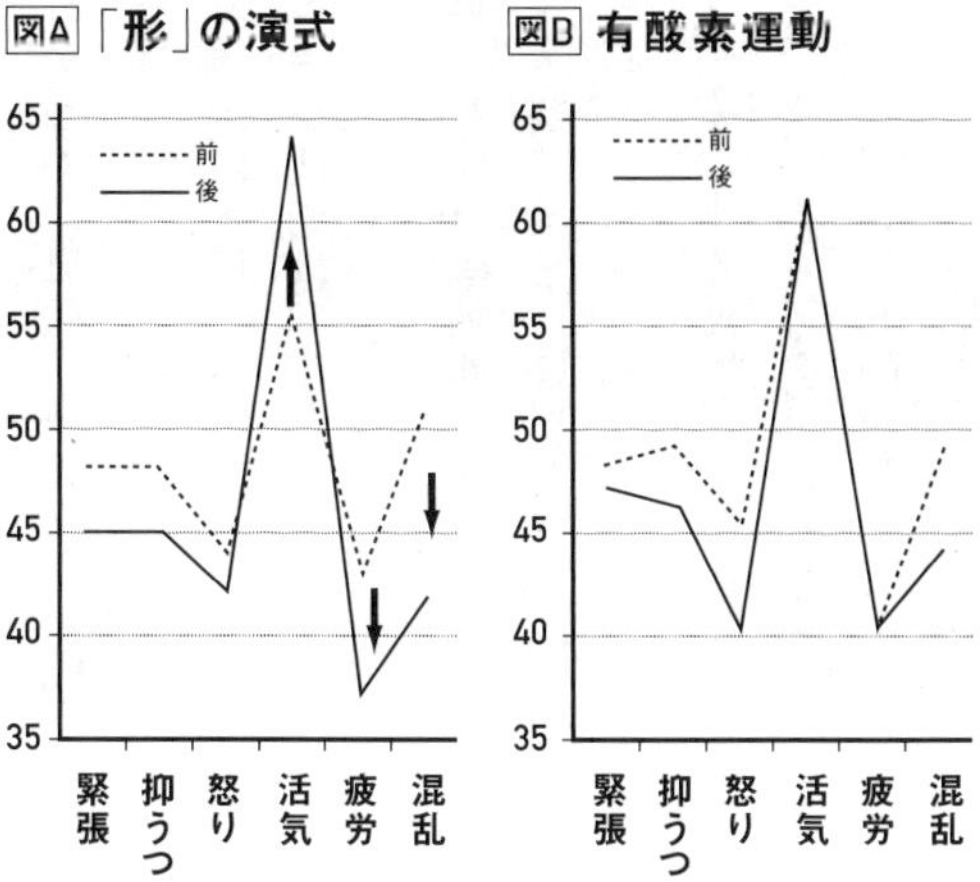

被験者：56歳男性・剛柔流空手道 範士
反復律動性の呼吸である空手の型の演練では、
「活気」(やる気) が増し、「疲労」 や「混乱」 は減少した
(資料提供：藤枝賢晴氏〈日本万歩クラブ・2004年〉)

の演錬により『活気』の上昇と、更なる『混乱』の低下が誘導されて顕著な氷山型を呈した」とされています。

POMSで測定される感情因子は、ストレスに対して反応し得る因子群です。通常のストレス・リダクション法では、「活気」も含めて、これらの因子となる感情レベルを下げていきます。

しかし、意識的に調整した反復律動性の呼吸は、「活気」レベルはキープしたまま（あるいはさらに向上させ）、そして行動を阻害するネガティブな感情因子を抑える、そんな働きがあります。

換言すれば、ストレス刺激による適度な覚醒水準を保ちながらも、興奮をコントロールすることによって、ストレスを有効に使えるように変換するということです。過剰に反応しても、緩《ゆる》みすぎても高いパフォーマンスは得られませんが、それを可能にするひとつの条件として、反復律動性呼吸に由来する注意・集中力の可能性に先生は注目されています。

不意な襲撃に際して、生体はまず被害を最小限にするための冷静な状況判断、また逃走もしくは戦闘のために、瞬時に安静時の五〇倍以上にも及ぶ酸素需要を要する強大な筋力発揮を余儀なくされます。藤枝先生が測定された血中のストレス関連ホルモンの結果によれば、型を修練するときの意識的な反復律動性の呼吸は、注意・集中力の喚起と、筋血流増加のための心拍出量と末梢血圧上昇に必須なノルアドレナリンを、また万が一、受傷した際の疼痛《とうつう》の緩和や出血、感染の防御に有効なβ―エンドルフィンやACTHの分泌が、単純な有酸素運動と比べて速やかに亢進《こうしん》することを報告されています。すなわち、練達者においては「三戦・転掌」は、体内のセイフティ・システムの速やかな起動と調整を効率的に誘導し得る可能性があるようです。

さて、反復律動性の呼吸は次の三要素を満たした呼吸です。

・意識的な呼吸
・リズミカルに繰り返される深い呼吸
・呼気《こき》（吐く）優位の呼吸

有酸素運動においてもリズミカルな深い呼吸は行なわれますが、それを「意識」して行なうことが、感情に働きかけるにはとても大切なようです。また「呼気（吐く）優位」の呼吸については後述するように『荘子《そうじ》』などにも書かれていて、東洋では古来重視されていました。その理由を藤枝先生は次のようにお話しされています。

「ふつうの安静呼吸では、筋肉が用いられるのは吸気《きゅうき》のときです。呼気では筋肉を用いず、伸展された肺と胸郭《きょうかく》の弾性と横隔膜《おうかくまく》の弛緩《しかん》で行なわれます。腹式呼吸ではその呼気を、意図的に、あるいは結果として腹筋群や内肋間筋《ないろっかんきん》の横・後部を使って行なうことから、呼吸がより意識されるのではないでしょうか」

また、「三戦・転掌」は、呼吸の意識的な調整と姿勢の保持、重心の移動、これらを調和させた術技を学ぶ剛柔流空手道の基本形といわれます。同様に本書の深層の筋肉を使うゆっくりした静かな動きと呼吸を組み合わせた呼吸エクササイズも、大きな効果を期待できると思います。ぜひ実際に動きながら行なってください。

藤枝先生が計測された方は、空手道の高段者です。このように熟練した人でなければダメなのでしょうか。答えは「イエス」でもあり「ノー」でもあります。むろん、誰でも反復律動性の呼吸を正しく行なえば、ある程度の結果は出ます。しかし、先生がテストされたときのようなはっきりした結果が出るようになるには、熟練が必要です。

誰にでもできるが、奥は深くて長い。「はい、やりました。できました」というマニュアル的なものではありません。

いま心に傷がある人は応急手当のバンドエイドとして使ってもかまいませんが、より大変なときのために毎日呼吸のエクササイズを行ない、熟達していってください。

あえて不安を募《つの》らせた信長の戦略

本番の前にとても緊張してしまったとしましょう。その緊張を取るために、リラックスできるような呼吸をしたり、あるいは緊張を取るような薬を服用したら、確かに緊張はなくなるかもしれませんが、しかし同時にパフォーマンスも低下します。試合ならばやる気が出ずに惨憺《さんたん》たる結果になるでしょうし、人前でのスピーチならば間延《まの》びしたぼんやりしたものになってしまいます。

本番において大切なことは、緊張や不安をちゃんと抱えながら、しかしそれを適切な状態に保つことです。

1章で信長の話をしました。桶狭間の戦いの前の信長の行動は不思議です。早く手を打てば打てるものを、あえて何もせず、わざわざ不安を増大させています。敵の来襲は数日前からわかっていました。味方の砦《とりで》が囲まれそうだという注進《ちゅうしん》も続々と届きます。直前には実際に砦のいくつかは囲まれてしまいました。それなのに何の行動も起こさない信長に、家老をはじめ家臣たちの不安は募《つの》ります。むろん信長の不安も募ったでしょう。なぜわざわざ不安を募らせるような真似をしたのか、家臣たちも理解できずに信長を嘲笑《ちょうしょう》するのですが、現代の私たちも信長のこの行動は理解に苦しみます。

しかし、これこそが信長の自分に対する戦略だったのです。

彼は自身への戦略としてわざわざ不安を募らせました。不安を募らせることによって、さらに大きな戦闘エネルギーを導き出そうとしていたのです。

緊張している人は怒りやすいということを経験的に知っている人は多いでしょう。不安や恐怖は「怒り」と根を同じくします。

信長は敵が目前に来るまで、その不安を、そして恐怖を内に溜《た》めます。不安をどんどん募らせて、「怒り」に変換されるべき不安エネルギーを溜めていきます。溜めて溜めて、さらに溜めて、それが大爆発を起こす沸騰点に達するのを待ちます。行動エネルギーを大きくしようとするならば、不安や恐怖、すなわちストレスは大きいほうがいい。これが彼が、わざわざ敵を近くまで招いた理由です。

そして、それが飽和状態になったときに、彼は『敦盛《あつもり》』を舞うことによって、その不安や恐怖を「怒りのエネルギー」に、すなわち「行動エネルギー」に変換させたのです。

謡《うたい》や舞《まい》は、「ゆっくりと繰り返される、リズミカルな深い呼吸」、すなわち「反復律動性の呼吸」によってなされます。「反復律動性の呼吸」にはストレスをそのままに保ちながら、それを適切なリズムに整えることによって、行動エネルギーに変換させる効果があります。彼は謡や舞、すなわち舞歌《ぶが》によって自分の不安や恐怖を、適切なリズムに整え、それを行動エネルギーに変えることができるという経験的実感を持っていたのでしょう。それは誰から教わったものでもなく、自己の経験に基づいたものだったので、揺るがぬ確信となって、ギリギリまでの「溜め」を可能にしていたと思われます。

　だからこそ彼は家老たちに愛想をつかされながらも、ただただ敵を引きつけて自分の不安や恐怖を増大させていったのです。日本の芸能では「溜め」ということが重視されます。溜めて溜めて、爆発しそうになったときに、さらにもうひとつ溜めることによって、本当の爆発力を出します。

　ですから、そういうことがわかっている人にとっては苦難というものは喜びでもあります。「我に七難八苦を与えたまえ」と三日月に祈った山中鹿之介《やまなかしかのすけ》や、「人の一生は重き荷を負って遠き道を行くが如《ごと》し」と言った徳川家康《とくがわいえやす》もその一人だったでしょう。むろん、苦難ですからつらい。つらくなくては苦難ではありません。その苦しみを「反復律動性の呼吸」を使うことによって行動エネルギーに変換する、それが彼らの力でした。そして能をはじめとする舞歌には、このようなことを実現する力が内含されています。

徳川幕府が能を幕府の式楽《しきがく》（正式の音楽）にしたことも、このことと関係があるのかもしれません。

能は呼吸のための音楽

さて、ではこの「反復律動性の呼吸」を身につける方法ですが、ひとつはむろん能の謡や舞を習うことです。能の謡は、ゆったりとした大きな呼吸で謡われ、しかも七五調の反復律動を作ります。さらにその反復される律動、すなわち拍子《ひょうし》を作るのは、いわゆるリズムではなく「コミ」という呼吸です。リズムである拍子も呼吸で取るという、能はまさに呼吸のための音楽です。

私は人に謡を教えるということをしていないのですが、昔からの友人数人に頼まれてときどき一緒に謡を謡っています。その一人に会社を興《おこ》した友人がいます。創業社長といえば聞こえはいいのですが、たった一人で興した会社です。こんな時代ですから資金繰りの大変さはいわずもがな、その経営や人間関係に四六時中、頭どころか体中悩まされています。彼は何度も自殺を考えたそうです。でも、そんなときに謡を謡うと、なぜか生きようとする力が湧《わ》いてきた、といいます。

近くに能の謡を教えてくれる先生がいたら、ぜひ一度門を叩いてみてください。が、時間の問題などもありますし、誰でも謡を習えるというものではないでしょう。そこでもうひとつの方法として、一人でもできる呼吸法をいくつか紹介しましょう。

いま日本で紹介されている呼吸法は、江戸時代の禅僧、白隠《はくいん》禅師が紹介したものがほとんどです。白隠さんはご自身が心の病にかかったことがきっかけで、呼吸法に出会い、その効果を実感して人々に紹介しました。白隠さんの呼吸法はひとことでいえば丹田《たんでん》呼吸法です。本章では白隠禅師の呼吸法を中心に紹介したいと思っていますので、まずは白隠禅師その人から紹介していきましょう。

白隠が伝えた呼吸法

健康メソッドの祖、白隠禅師

鎌倉にはたくさんのお寺がありますが、特に臨済宗《りんざいしゅう》のお寺がたくさんあります。鎌倉は武士が作った都です。武士の都である鎌倉に臨済宗のお寺が多いのは、常に死に直面していた武士にとって最も助けとなる教えが臨済の禅だったということなのでしょう。

そして、その臨済宗の再興の祖といわれるのが白隠禅師という方です。

さて、白隠は多くの本も著され、特に『夜船閑話《やせんかんな》』と『延命十句観音経霊験記《えんめいじっくかんのんぎょうれいげんき》』は禅にまったく無縁の私たちが読んでも非常に面白く、そして読むたびに違った感銘を受ける、まさに古典中の古典です。なかでも『夜船閑話』は、心身の健康を考える人ならば必読の書で、現代行なわれている呼吸法のほとんどがここに書かれています。ですから、信長の呼吸法に迫るためにも、白隠禅師が書かれた方法からアプローチすることにしましょう。

白隠の大病

白隠さんは心を病《や》みました。私たちは心を病んだときに、心を何とかしようと思い、精神科を受診したり、心理カウンセラーを訪ねたりします。しかし、『夜船閑《やせんかん》話《な》』の序には、「養生《ようじょう》にしろ心をコントロールするにしろ、それらはすべて体から行なう（形を錬《ね》る）のに限る」とあります。

確かに疲弊した心を使って、心をコントロールするなんてムリかもしれません。心をコントロールするには、体からとする白隠さんの方法は理《り》に適《かな》っています。体から行なう、その具体的方法とは「内観《ないかん》の秘法」と呼ばれる、神気《しんき》を丹田気海《きかい》の間に凝《こ》らすこと、すなわち丹田呼吸法がベースになったイメージ療法です。そして、その方法によって禅師ご自身も、八十四歳という当時としてはかなりの高齢までお元気に生きられました。

しかし、その幼少期はあまり健康ではなかったらしく、三歳になるまで、立つこともできなかったといわれています。

長じて健康にはなったのですが、しかし二十代の中ごろ大病をしました。まだ名を白隠とする前です。当時の年齢は現代の八掛けといわれていますので、現代ならば三十歳くらいでしょう。

その大病になる少し前、彼は悟《さと》りを開きました。

その悟りによってそれまでのさまざまな疑問は氷解《ひょうかい》し、生死の問題までもが解決したように感じた。ところが現実生活ではこれがうまく応用できない。動静定《どうせいさだ》まらず、去就《きょしゅう》も自由ではない。「どうも自分の悟りはまだまだだったようだ。本当に悟った人はこうではあるまい」といよいよ一大決心をして、寝食を廃し、両眼をかっと押し開き、歯を食いしばって、文字通り死に物狂いのがむしゃら修行《しゅぎょう》に専念しました。

そんなことをしているうちに病気になったのです。

どんな病気だったのか。そのことを書いた部分を『夜船閑話《やせんかんな》』から抜粋してみましょう。

心火《しんか》逆上し、肺金焦枯《はいきんしょうこ》して、双脚氷雪《そうきゃくひょうせつ》の底に浸すが如《ごと》く、両耳渓声《りょうじけいせい》の間を行くが如《ごと》し。肝胆《かんたん》常《つね》に怯弱《きょうじゃく》にして、挙措《きょそ》恐怖多《おお》く、心神困倦《こんけん》し、寐寤《みご》種々の境界を見る。両腋《わき》常に汗を生じ、両眼常に涙を帯《お》ぶ。

まず身体症状です。最初に「心火逆上し」とあります。これについては後で説明しますが、頭に血が上ってしまういわゆる「のぼせ」状態です。それから肺は熱を持ち、両脚は氷や雪に浸しているように冷えてしまう。耳鳴りもすごかったようです。

また、精神的にも参っていました。こころは常にびくびくと怯《おび》え、その動作にも恐怖心が現われています。自分が怯えているだけでなく、他人にもその怯えがわかるほどになっていたのです。

そして、表層の心《こころ》である「心《しん》」も、深層の心《しん》である「神《しん》」も困憊《こんぱい》してしまいました。苦しいのは起きているときだけではなく、眠っていてもさまざまな悪夢に脅《おびや》かされ、熟睡することができないし、ぼんやりと起きているときには幻影に悩まされていました。

両腋に常時汗をかいているし、常に涙を浮かべている。自律神経系の問題ですね。

このときの模様は『夜船閑話』だけでなく『壁生草《いつまでぐさ》』にも書かれていて、そこにはさらに「挙措動静驚悲多く《きよそどうせいきようひおお》」とありますから、その精神状態はびくびくという怯えだけでなく、悲しみもあり、ちょっとしたことにもビクッとしたりして本当に大変な状態だったようです。そして『壁生草』には「陰癖《いんぺき》のところを訪ねて死坐す」とも書かれています。これは現代語に直すと「静かな場所を探して坐禅を組んだ」となるでしょうが、しかし「陰癖」という語の持つ暗さや、「死坐す」なんていう言い方はまるで自殺をほのめかすようにも見えます。

白隠さんはうつ病だった

白隠さんのこの症状を現代のお医者さんだったらどう診断するでしょうか。

身体症状のほうはどうも結核で、そして精神のほうはうつ病ではなかったかといわれています。

精神科医がうつ病の診断に使う、アメリカ精神医学会のＤＳＭ－Ｖには、うつ病、正確にいえば「大うつ病エピソード（Major Depressive Episode）」として九つの症状を挙げ、そのうちの五つ（またはそれ以上）が同じ二週の間に存在し、病前の機能から変化を起こしていると「うつ」である可能性が高いと診断されます。

ちなみにその九つを挙げてみると以下のようになります（表現を簡単にしてあります）。

（1）抑《よく》うつ気分

悲しみ、空虚《くうきょ》感を感じたり、わけもなく涙が流れたりする。

（2）興味や喜びの減退

ほとんどすべての活動に対しての興味や喜びが減退して、自分の殻《から》に閉じこもるようになる。

（3）体重や食欲の減退、または増加

食事量の減少や、あるいは量は摂取していても味がわからなくなる。また逆に食欲増加が起こることもあり、食欲増加では甘いものばかり食べたりなどの偏食傾向が多い。

（4）睡眠障害（不眠あるいは睡眠過多）

不眠。あるいは途中で目が覚める「中間覚醒」や朝早くに目が覚める「早朝覚醒」、ぐっすり眠れない「熟眠障害」を併発する。また入眠困難や睡眠過多もある。朝早くに目が覚めるが、布団から出られないという訴えも多い。

（5）精神運動の障害（強い焦燥感・運動の制止）

行動の変化が起きる。いままでシャキシャキしていた人がダラダラになったり、話し方が急にゆったりになったりする。また動きがギクシャクしてロボットのようになったりもする。逆にやけに落ち着きがなくなってソワソワしたり、イライラしたり、声を荒《あら》らげたりもする。

（6）疲れやすさ・気力の減退

強烈な体のだるさがあり、何をしても疲れるし、どれだけ寝ても寝たりない感じがする。気力の減退は生活全般に及び、歯磨き、着替え、身だしなみのような日常生活すらやる気が起きなくなる。

（7）強い罪責感

すべての悪いことの責任は自分にあるように感じ、その罪悪感に責めさいなまれる。

（8）思考力や集中力の低下

決断や判断ができなくなったり、仕事に集中ができなくなったりする。記憶力の急激な低下も起こる。その結果信じられないようなミスをしたりする。

（9）死への思い

生きていても仕方ないと思うようになり、自殺への欲求が強まる。

さて、白隠さんの症状をもう一度見てみましょう。

まず症状以前の修行への心構えとしてある「寝食を廃す」こと自体が、3の食欲の減退や、4の睡眠障害を引き起こします。

そして「肝胆常《かんたんつね》に怯弱《きようじやく》にして、挙措《きよそ》恐怖多《おお》く」や『壁生草《いつまでぐさ》』の「挙措動静驚悲多く」は5の精神運動の障害や7の強い罪責感ですし、「心神困倦《こんけん》」は1の抑うつ気分です。その結果引き起こされる「寐寤《みご》種々の境界を見る」は4の睡眠障害を引き起こし、さらに「両眼常に涙を帯《お》ぶ」は1の抑うつ気分の特徴的な症状です。また、『壁生草《いつまでぐさ》』の「陰癖のところを訪ねて死坐す」は2の興味や喜びの減退と7の強い罪責感、そして9の死への思いでしょう。

確かに白隠さんはかなり参っていたようです。しかし、白隠さんだけでなく、私たちにもこういうときがあります。

もう何もする気が起きない。何をしても楽しくない。いや、それ以前に何かをしようなんて気すら起きない。全然食欲がないかと思うと、無性に甘いものを食べたくなったり、お酒を飲みたくなったりする。

昼間はぼんやりとしているのに夜になると目が冴《さ》えてしまって眠れない。だからこそ朝はいつまでも布団の中にくるまっていたい。ぼんやりしているかと思うと、やけにソワソワしたり、つまらないことにイライラして人にあたったりする。散歩でもしようと外に出るけれども、すぐに疲れてしまう。

自分はなんてダメな奴だと思い、もう生きている意味などないのではないかと思ってしまう。

そんな症状です。

仙人、白幽《はくゆう》先生

さて、どうも現代で言うと、うつ病にかかってしまった白隠さんは、さまざまな治療を試みるのですがまったくうまくいきません。そんなおり、ある人が京都白河《しらかわ》の山奥の岩窟に、里人が仙人と呼ぶ不思議な人がいる。齢《よわい》二百歳を超えるともいい、皆はかの人を白幽《はくゆう》先生と呼んでいるが、その人に礼儀を尽くして尋ねてみるといいだろう、と教えてくれました。

白隠さんはさまざまな苦難を乗り越え白幽先生を訪ねます。岩窟を訪ねると先生はきちんと端座《たんざ》していて、机の上には『中庸《ちゆうよう》』『老子《ろうし》』そして『金剛般若経《こんごうはんにやきよう》』の三冊のみが置かれてありました。この三冊というのがとても面白い。『金剛般若経』は仏典です。そして『中庸』は儒家《じゅか》の書物で、『老子』は道家《どうか》です。儒仏道の三教の古典が置いてあります。

儒仏道の三教で思い出すのは、空海《くうかい》の『三教指帰《さんごうしいき》』です。『三教指帰』は、蛭牙《しつが》公子という一人の不良少年を何とか更生させようと思って、儒仏道の三教を体現する人物が順々に説得をするというお話です。この三教は現代の漢文とか仏教とかいうイメージとはちょっと違って、当時の学問技芸を象徴するものでした。現代で言えば机の上に物理学の本と哲学書と宗教書が置いてあったようなものでしょう。そして白幽先生はその三教すべてに通じている人だったと想像できます。

仏教の人だからといってただ仏典だけを読むのではなく、三教すべてを学ぶ、それが大切でした。良寛《りょうかん》さんも旅の荷物には道家の『荘子』だけを入れていたといわれていますし、後述するように白隠さんも呼吸法として『荘子』を引用しています。

この中で特に面白いのは儒家の経典として『中庸』が置かれていたことです。

『中庸』は四書の中でも最も抽象的で、しかも難解な書です。『中庸』一書が理解できれば儒家の思想のほとんどが理解できたといってもいいくらいの書です。

この『中庸』の考え方を理解することが白幽先生を理解する一端になると思いますので、ちょっと遠回りになりますが『中庸』の思想について簡単に見ていきます。少しだけおつきあいください。

「中庸」的生き方

『中庸』は前半と後半に分けることができ、前半には書名ともなる「中庸」の思想が、そして後半には「誠」の思想が述べられています。この両者は最終的に合一するのですが、後半の「誠」、これが前の章でふれた「心《しん》」に非常に近い思想です。そして、この「誠」の論は儒家にとどまらず、道家や仏教とも相通じるような思想なのです。

道家では、人間もひとつの「物」と考えます。木や石や鳥や獣と同じ「物」のひとつです。前章で「モノ、コト、チ」のお話をしましたが、その「モノ」です。しかし、人間は意識を持っている。石のようにただの「物」として存在することはできないし、猫のように過去や未来から自由になって、現在を謳歌《おうか》することもできません。

過去や未来や他者の眼差《まなざ》しに縛られ、そしてそれだけでなく、自分が「物」であるならば、物が物であるための存在根拠を明らかにしたいという欲求を持ってしまいます。物理学の誕生です。しかし、人間を物理学的に分解していって、その「仕組み」をどんなに精妙に明らかにしていっても、ではなぜその仕組みが存在しているのか、その根拠を明らかにすることは難しい。しかし、物が物として存在するには、何かひとつの根拠が存在するのではないか、存在根拠があってほしい、そう考えます。それが人間です。

道家ではその存在根拠を「道」と呼び、『中庸』ではその存在根拠を「誠」に求めました。

「誠」という語は現在使われている意味とはかなり違うニュアンスを持ちます。その旁《つくり》の「成」で明らかなように、これは物が生成するプロセスそのものを表わす漢字です。『易経《えききょう》』の繫辞伝《けいじでん》では「生生是《せいせいこれ》を易と云ふ」とあります。生成しようとする意志、そしてそのプロセス、それこそが物を存在せしめている根拠だと考えました。生滅ではない。消滅、すなわち死ですら、新たな生成の一形態です。ただただ生成する、それが万物の存在根拠で、道家では「道」であり、儒家では「誠」になります。

思想家の丸山眞男《まるやままさお》氏は、「成る」を、西洋の神様のように永遠普遍なものが「在る（ザイン）」世界でもなく、また唯物論的にすべてのものは死滅に向かうという「無（ニヒツ）」の世界でもない、まさに「不断に成りゆく（ヴェルデン）世界」だと言います。これこそが『易経』の繫辞伝でいう「生生是を易と云ふ」であり、「誠」の「成」です。

しかもその仕組みは、自分の他に存在するのではない、自分の中にのみ存在する、それが「中庸」の思想です。

その絶対的な自己信頼の上に立つ「中庸」では、我そのものを重視し、その自我を自分から尊厳にすることを求めます。自分の感情に自然であり、自己の思慮に責任を持つこと、それが「中庸」です。だからこそただ隠棲をするのではない。自己に閉じこもらず積極的に外界と調和することを主張します。枯木のように無になるのではなく、外界と接して喜怒哀楽を感じながら、しかもその喜怒哀楽の心の動きそのものの中にこそ、外界と調和する「中庸」の状態がおのずから備わっていると考えるのです。

白幽先生は岩窟に住む隠者でありながら、しかし里人からも慕われ、そして白隠の疑問にも快く答える、それはこの「中庸」的生き方を実践しているからではないかと思うのです。

「内観の秘法」でうつから脱する

さて、白幽先生と対面がかなった白隠禅師。これから二人の問答がさまざまあるのですが、それは省略して、最後に白幽先生は「内観《ないかん》の秘法」を修めずばこの病は治らないだろうと告げます。換言すれば、内観の法さえ修めれば、このうつ状態から脱することができるというのです。そして、その「内観の秘法」こそ本章でお話しする呼吸法を含む秘法なのです（あまり秘法、秘法と言うと、ちょっと怪しい）。

しかし『夜船閑話《やせんかんな》』ではその前に内観の法の理論的説明に入りますが、とても膨大で、そのひとつひとつについて詳述している紙幅はないので、その詳細は『夜船閑話』の解説書に譲ることにして、ここではそのひとつだけを説明しましょう。

白幽先生の解説する内観の法の理論のうち、まず注目したいことは、白隠の病状の最初の「心火逆上」です。「心」は五臓の中の心臓で、「火」は五行《ごぎょう》の中の火です。「心火逆上」は、それが上昇しすぎた状態をいいます。

これは現代の生活様式を送っている私たちが、とてもなりやすい状態です。

東洋医学では五臓六腑といって臓を五つとします。すなわち「肝《かん》」「心《しん》」「脾《ひ》」「肺《はい》」「腎《じん》」の五つです。これに「臓」をつけると解剖学的な臓器になりますが、東洋医学のそれは西洋解剖学の臓器よりももうちょっと大きなイメージを持ちます。

そして、この五臓は五行にあてはめられます。

「肝」魂が宿り、造血作用があり、肉を司《つかさど》る…「木《もく》」
「心」精神が宿り、血を司る…「火《か》」
「脾」栄養物を受け、それを全身に送る…「土《ど》」
「肺」魄《はく》が宿り、呼吸を司る…「金《こん》」
「腎」精が宿る…「水《すい》」

白隠の「心火逆上」というのは火である「心」の勢いが盛んで、上に昇ってしまう状態、すなわち現代でいえば頭に血が上った状態、のぼせの状態です。「心」の性質である「火」は、ただでさえ昇りやすい傾向にある。ものを考えすぎたり、精神を使いすぎたりすると、それがさらに上昇して必要以上に上に昇ってしまう。血が上に昇るわけですから、それを放っておくと白隠の病状にもあったように足も手も氷のように冷たくなります。

また五行には相生《そうしょう》と相剋《そうこく》という考え方があります。まず、火が強すぎると、

白隠禅師の症状を表わした五行と卦

五行

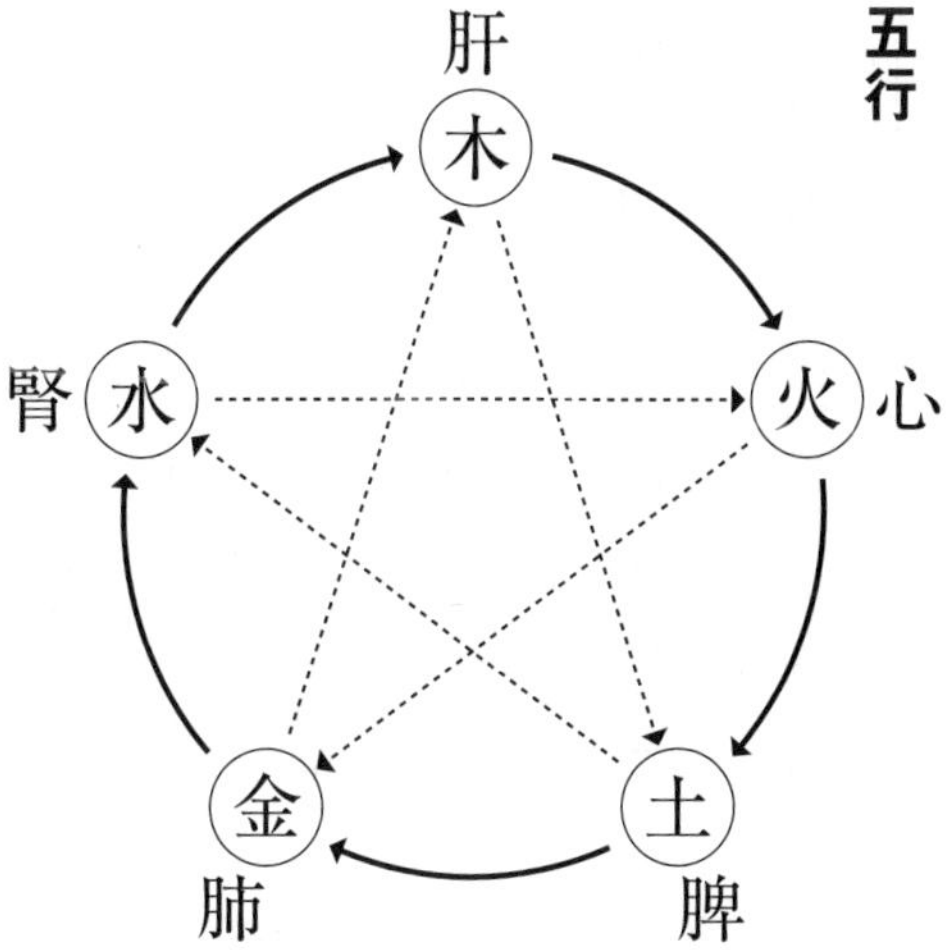

五行には相生（実線で表記）と相剋（点線で表記）がある

卦

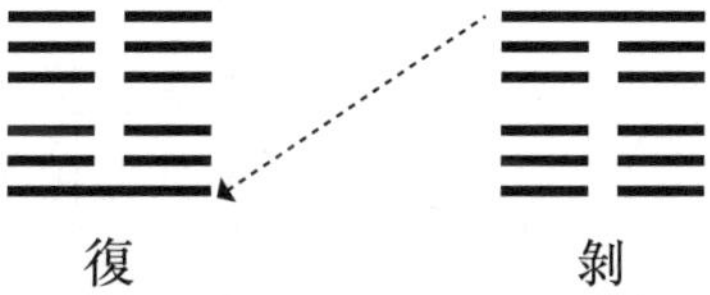

「剝」は頭にだけ血が上っている状態を表わす。
しかし「剝」の一番上の陽(碩果=大きな実)が落ちて下へ行けば復活の兆し「復」の卦となる

ページの図のように「火」は「金」を剋《こく》しますから、金である「肺」は火で焼かれたようになります。白隠の病状にも「肺金焦枯」とありました。現代でいえば肺結核でしょう。

そして肺が苦しめば、今度は五行相生で、肺金が生む「腎」も疲弊します。落語などでも腎がなくなってしまう状態「腎虚」というのが出てきますが、これは精力がなくなり死に至る状態をいいます。

悩んで何もできない状態

精神状態について白幽先生は直接の解説はしていませんが、『易経』をひいて比《ひ》喩《ゆ》で説明しているところを読むと、心についても暗に語っていることがわかります。

まず「心」は精神を司る器官ですから、その原因は精神の使いすぎ、気の使いすぎ、頭の使いすぎです。心火逆上が起こります。白幽先生はこの状態を『易経』の

「剥《はく》（山地）」の卦《け》だといいます。

119ページのように「剥（☶☷）」は、五つの「陰《いん》」の上に、たったひとつの「陽」が乗っている卦です。陽とは動くもの、活動するものです。頭にだけ血が上って、体は全然動かない状態です。いろいろと考えてしまうけれども、何も行動ができない、そんな状態です。頭だけを使って、体を使わない状態かもしれません。

たとえば机に向かって、一日中コンピュータを使っている。頭はとてもよく働いています。これが「剥」の上の一陽です。しかし、首から下の体はほとんど使われていない。五つの陰です。あるいは仕事で悩みがある。一生懸命考えようとするけれども、頭の中に浮かぶ言葉は「どうしよう、どうしよう」だけで一向に有効な手立てが考えつかない。いや、もとより有効な手立てなんてないような種類の問題かもしれない。だから、行動しようにもできない。それも「剥」の卦です。

「剥」の卦の意味は「剥奪」。すべてのものが引き剥がされてしまいます。また、この卦の形は、一番上の陽が下にある陰を圧《お》し潰《つぶ》しているようにも見えます。上から圧し潰すことを英語で「デプレス（depress）」といいますが、この名詞形「デプレッション（depression）」が病気の「うつ」です。

白幽先生の示す「剝」の卦は、精神面から見ると「うつ」の形です。デスクワークのように頭だけを使って体がまったく活動しない状態。あるいは考えすぎてしまう営業マンのように、いろいろ考えるのだが何も行動できない状態。これが心火逆上で、精神がデプレス（圧迫＝うつ）された状態。だから一日が終わると頭だけは疲弊しきっているのに、体は疲れていない、そんなふうになります。頭は疲れてぼんやりしているのに、体は疲れていないわけですから、夜になっても眠れない。ＤＳＭ―Ⅴのうつの定義の中にも睡眠障害がありました。

いまお前の体はこういう状態になっている。白幽先生は白隠に言います。

養生というのは主君が国を守るようなものだ、常に下々のことに心を配っていなければならぬ、上へ上へとそちらのほうばかり勝手なことをしていては国はついには断絶する。いまお前の体は「心火」が上に昇りすぎている。それは国が断絶するがごとくで、体も断絶しようとしている、と。

心気を下に充《み》たすことが、第一歩

しかし『易経』には必ず救いが記されています。

「剝《はく》」の卦の一番上（上九）の爻辞《こうじ》には、「碩果《せっか》（大きな実）」と『易経』には書かれています。裸の木のてっぺんについている大きな果実、それが「碩果」です。ほかの陰の養分を吸って、たったひとつだけ大きくなった実です。だからさまざまな問題が生じている。が、大きくなりすぎた実ですから、もうすぐ熟します。そして熟せば落ちる。落ちれば陽である「碩果」は下に行く。

落ちて陽が下にいった状態、それを易の卦では「復《ふく》（䷗）」といいます。白幽先生はこれを「冬至《とうじ》」の卦だといいます。一年の中で昼が最も短い日です。なんともつらい冬の日です。

しかし、「冬《ふゆ》」の語源は「増《ふ》ゆ」です。日が出ない、そんな最暗の日の、さらに深い地下に一の陽が芽生えてきた状態。それが「復」です。確かにまだ冬ですが、しかし冷たさの中に春の芽生えを感じます。大変な状況の中で、明るい未来が垣間見られる瞬間です。それが一陽が下にある「復」の卦なのです。

冬至とは復活の日なのです。

世界中で冬至のお祭りは、いろいろな形となって行なわれています。日本神話の天岩戸神話も冬至のお祭りの再現だともいわれていますし、1章で紹介した軽皇子《かるのみこ》の遊猟も冬至です。そして世界で最も有名な冬至のお祭りがクリスマスです。キリストの誕生日というのは、じつはわかっていません。しかし、羊飼いの行動から、少なくとも冬でなかったことだけは確かなようです。それなのに師走《しわす》の二十五日を聖誕祭にしたのは、それ以前から行なわれていた冬至のお祭りと、キリストの復活のイメージを重ねたからだといわれています。

つらい日の中にこそ復活の兆《きざ》しがある、それが冬至であり、「復」の卦なのです。

昔の至人《しじん》と呼ばれた人たちは、みな心気を下に充《み》たしていた。おおよそ養生《ようじよう》の道とは、上部は常に清涼にして、下部は温暖にするのだといいます。頭は涼しく、下部は温かく、いまでいう頭寒足熱《ずかんそくねつ》です。

そのためにはまず心気を下に充たすこと、それが内観の法の第一歩です。

「かかと呼吸」は全身呼吸

心気を下に充たすには丹田呼吸法を使いますが、その前に『荘子』の「かかと呼吸（足裏呼吸）」が『夜船閑話《やせんかんな》』では紹介されています。

『荘子』の大宗師《だいそうし》編に「其の息するや深深《しんしん》たり。真人《しんじん》の息は踵《かかと》を以ってし、衆人の息は喉《のど》を以ってす」とあります。古い注釈を見ると、踵とは足首から下の部分をすべて指すようです。踵は気の元であり、そここそが息の発生源、息の根本中です。

古代中国の思想では陽《よう》の気は天から下り、陰《いん》の気は地から上がるとされていました。衆人の、喉だけでの呼吸では陽の気は確かに体内に入れることができるけれども、それだけでは浅いし、なんといっても首から上だけが陽の状態、すなわち易の「剝《はく》」になってしまいます。やけにポジティブなんだけど、地に足がついていなくて、ちょっと危うい感じの人、そんな人も「剝」の人です。
「かかと呼吸」をすることによって、上からは天の陽の気を取り入れ、そして足裏からは陰の気、すなわち地の気であり、人の息を生み出す根本の気をも取り入れることが可能になります。真人（真なる人）の深々とした呼吸が可能になるのです。

解剖学的に言えば、上下の横隔膜と大腰筋とを使った全身呼吸です。呼吸横隔膜につながる大腰筋は下の横隔膜である骨盤横隔膜（骨盤隔膜）ともつながり、さらには内転筋《ないてんきん》、そして深層底屈筋《しんそうていくつきん》、最後に足裏につながります。足裏を意識した「かかと呼吸」をすることによって、身体全体を使った全身呼吸を行なうことになります。

丹田《たんでん》でする呼吸法ですら難しいのにかかとの呼吸なんてとうてい不可能と思いがちです。ところがやってみるとかかと呼吸のほうが案外うまくいくし、かかと呼吸を修得したあとに丹田呼吸法にうつったほうがより容易に丹田呼吸法をマスターすることができます。

むろん荘子が言う「踵で息をする」というのは、ずっとずっと奥の深いものなの

「かかと呼吸」が全身呼吸なのは、なぜ？

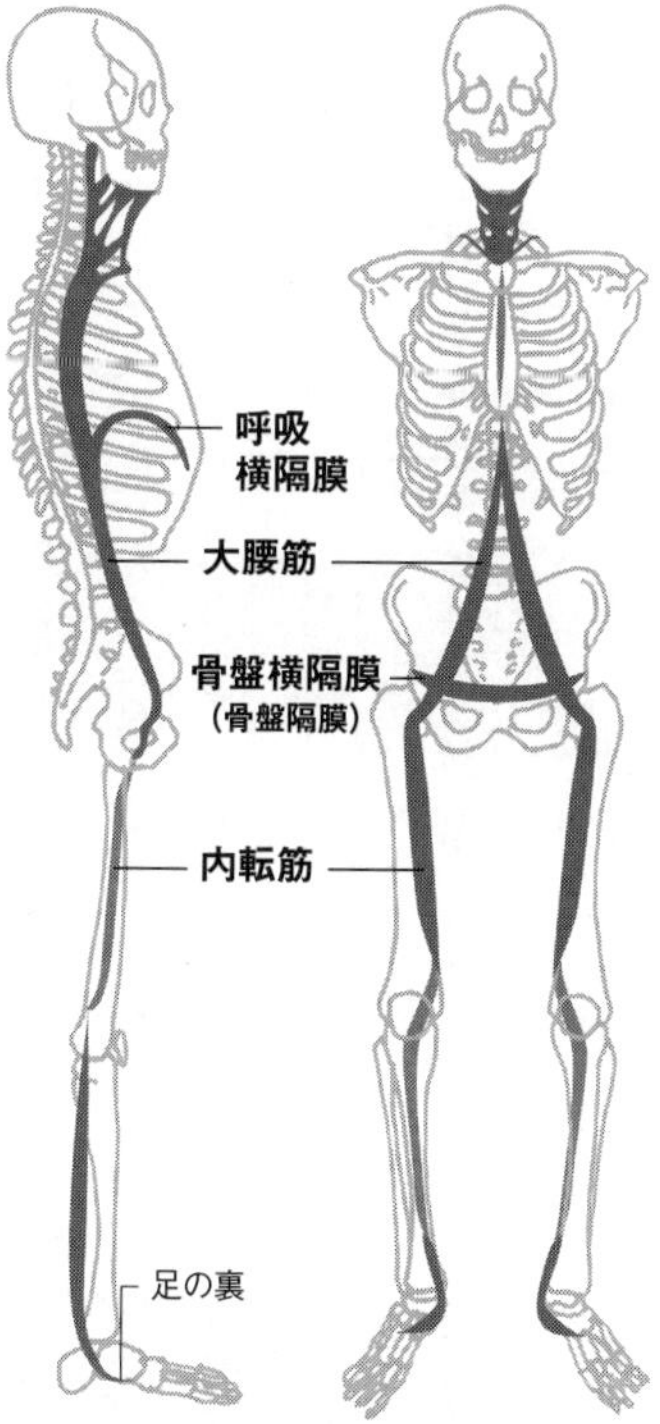

足裏を意識した「かかと呼吸」は上下の
横隔膜と大腰筋を使った全身呼吸
（『The Anatomy trains』を参考に作図）

ですが、私たちはまず足の裏で呼吸をする感覚、それをつかみましょう。そして、その基本をマスターした方は、ぜひ『荘子』の本文を熟読玩味《がんみ》してみてください。真人の呼吸についての理解が深まるでしょう。

また、かかと呼吸を実際に行なうには、『荘子』の大宗師《だいそうし》編の記述だけではあまりに簡単すぎるので、他のところも見てみると、やはり『荘子』の中の刻意《こくい》編に三《さん》呼《こ》一吸《いっきゅう》が出ています。

吹《すい》・呴《く》・呼《こ》・吸《きゅう》して、故《ふる》きを吐き、新しきを納《い》れ、熊経鳥申《ゆうけいちょうしん》して寿《じゅ》を為《おさ》むるのみ。

呼吸に関する漢字が、「吹・呴・呼・吸」の四字ありますが、そのうち三字、すなわち「吹」「呴」「呼」は息を吐くという意味です。体内にある古い空気を吐き出すのに三字を使い、そして「吸う」は一字だけだということです。

深呼吸というと「吸って吐く」という順番でしがちですが、「呼吸」という語を見てもわかるとおり東洋の呼吸は「吐いて（呼）吸う」のが基本です。「故きを吐き、新しきを納れ」とも書いてあるように、三息使って古いものを吐き、そしてひと呼吸で新しい空気を吸う。「三呼一吸法」、それが荘子の呼吸法の基本です。「三呼一吸法」については4章のエクササイズ編で詳しくお話ししましょう。

驚くべき効果の「数息観《すそくかん》」

かかと呼吸に次いで白隠禅師は数息観《すそくかん》を紹介しています。数息観とは文字通り吐く息、吸う息を数えるという呼吸法ですが、その効果は驚くべきものがあると、禅師は言います。

数息観の方法にもいくつかあるのですが、『夜船閑話《やせんかんな》』には彭祖《ほうそ》と蘇東坡《そとうば》の方法が紹介されています。

まず彭祖の方法ですが、これは「和神導気《わしんどうき》」と呼ばれる方法で、横になって行ないます。

部屋を閉ざして外界と遮断します。そしてちょうどいい固さのベッドを用意し、布団を暖め、枕の高さを二寸半にして、正しく横たわります。目を閉じ、心気を胸郭の中に閉ざし、鼻の上に限りなく軽い羽毛が一筋載っていることを想像して、この羽毛が動かぬように静かに息をします。

この呼吸が三〇〇回に至ると、耳には何も聞こえなくなり、目にも何も見えなくなる。こうなると暑さ寒さも感じなくなるし、蜂や蚊がさしても痛みを感じない。そして齢三百六十歳にまで達し、荘子のいわゆる真人《しんじん》に近づくだろう、とあります。

もうひとつの蘇東坡の方法はこうです。

まずは食事のコントロールから始めます。食事は、本当に飢えを感じたときに始めます。良寛が「腸飢えて始めて喫す」と書くのもそれです。それも、満腹になる前、腹八分目で止めます。そして散歩をして、さらに腹を空《す》かせます。腹が空いたなと思ったら静かな部屋に入り、端座して呼吸を数えます。

まずは一から始めて一〇まで。それができたら一〇から一〇〇まで。それもできたら次には一〇〇まで。一〇〇〇まで至ったとき、その身は寂然兀然《じゃくぜんこつぜん》として、「虚空（天地宇宙）」と同一化する。そのとき呼吸は止まったようになり、体中の息は八万四〇〇〇の毛穴から雲霧のように自然に湧き出してきて、いかなる難病も自然に消滅する、とあります。

さて、彭祖や蘇東坡の呼吸法はやってみるとかなり難しいので、もっと簡単にできる「数息観」をエクササイズ編で紹介します。目標はこの二人の方法です。正直言うと私もできませんが、みなさんはぜひこの二人の方法にもトライしてみてください。

心を左の手のひらに

『夜船閑話《やせんかんな》』の数息観を解説する箇所に「坐禅のとき心を左の掌《てのひら》の上におくべし」という一文があります。これは道元《どうげん》禅師が宋で修行をしたときに、師の如浄《にょじょう》禅師から教わった方法です。

私たち日本人は、「心」は心臓ではなく、腹《はら》にあると感じていました。坐禅を組むとき両手はお腹《なか》の前に置いて、法界定印《ほっかいじょういん》を組みます。ですから「心」をちょうどお腹の前にある左の手のひらの上に乗せるというのは、古人にはとても腑に落ちたのでしょう。お腹の前の「心」は、私の中のさまざまな「私」を統括するメタ存在です。

『夜船閑話』の中には白雲《はくうん》和尚《おしょう》という僧が「自分はつねに心を掌のなかに満たして弟子を教え、大衆を導くときにも、賓客に接するときにも、また集まりの折などにもこの方法を使うことによって、臨機応変に自由自在な境地を得ることができた」とあります。

かかと呼吸や数息観をするときに、この心を左の手のひらに置くという方法も一緒に練習しましょう。

四弘《しぐ》の大誓願――他人のことにも目を向けよ

さて、いままで行なってきた呼吸法の総まとめが、「内観の秘法」と呼ばれる方法です。白隠禅師を助けたのがこの内観の法と軟酥《なんそ》の法です。

内観の法を修めようとするならば、まずはあらゆる考え、工夫を捨てて、ただ熟睡するに限る。悩みや不安、恐怖を捨てて熟睡せよと言います。「おいおい、確かに熟睡ができればすべては解決するだろうよ。が、それができないから苦労してるんだ」と言いたくなりますが、じゃあ、どうしたらいいかということが次に語られます。それが内観の法になります。

が、その方法に行く前に「四弘《しぐ》の大誓願」の重要性が述べられています。

私たちがいままで探求してきたことは、いわば「自分」のことです。白隠禅師は、そんな自分のことだけに拘泥《こうでい》しているようなちっぽけな境地にいずに、もっと大きなことに目を向けよ、というのがこの四弘の大誓願です。

たとえこの秘法によって、彭祖の八百歳の長寿を得ても、それがどうした、と白隠は言います。古来、長寿と称された仙人は数多《あまた》いるが、いまここに生きている者は一人もいないし、古代の賢人のような人物も現われていないではないか。どうせ人は死ぬ。ただ、自分の健康や長寿だけに拘泥して生きているのは、ただの生ける屍《しかばね》と何らの違いもない。古巣で死を待ちつつ惰眠を貪《むさぼ》っている老狸と何の違いがあろう。人として生まれたからには、四弘の大誓願を起こして菩薩《ぼさつ》道を歩むに如かずと言います。

四弘の大誓願とは菩薩に共通する四種類の誓願をいいます。

・衆生無辺誓願度（衆生無辺《しゅじょうむへん》なるも誓って度《ど》せんことを願ふ）

済度《さいど》すべき人は次から次へと果てしなく現われることは知っている。が、これを済度しようと誓い願おう。

・煩悩無尽誓願断（煩悩無尽なるも誓って断たんことを願ふ）

自分の中にある煩悩《ぼんのう》は尽きることなく数多にあることは知っている。が、これを断とうと誓い願おう。

・法門無量誓願学（法門無量《ほうもんむりよう》なるも誓って学ばんことを願ふ）

学ぶべき仏の法は無量にあることは知っている。が、これを学び尽くそうと誓い願おう。

・仏道無上誓願成（仏道無上なるも誓って成せんことを願ふ）

仏道は無上であり、到底私の力の及ばぬことは知っている。が、これを成就《じようじゆ》しようと誓い願おう。

菩薩とは人々の苦を救うべく大発願《ほつがん》を起こした人です。すべての人を済度《さいど》し、すべての人が成仏しない限り、自分も成仏をしないという願を立て修行する人です。

そういう意味では、菩薩の修行は絶対成就しない、終わりのない修行だといえるでしょう。

日本人の多くは仏教でお葬式を出し、お墓も仏教のものが多いので、一応は仏教徒ということになっていますが、しかし「自分は仏教を信じている」などとはとても言えないというのが正直なところでしょう。そういう私たちにとって、この四弘の大誓願は大きすぎる願いです。せめてこの中のひとつの誓願に近づこうとする意志を持つことから始めるのがいいでしょう。

私たちは欲望を持っています。欲望はほとばしるエネルギーです。その噴出するエネルギーを、仏教では火に喩《たと》えて煩悩といいますが、煩悩を断《た》つという誓願は在《ざい》家《け》の私たちには難しい。でも、欲望はエネルギーであるので変換が可能です。そのエネルギーを自分だけに向けずに、もっと他人に向け、そしてそれを建設的な方向、たとえば奉仕などの作業に置き換える、そんな工夫をするところから始めるという手もあります。

信長の天下一統の夢も、万民の平和と幸せを願ってのものでした。その夢があるからこそ、どんな状況をも乗り越えようという気概が生まれたのでしょう。しかし、信長のような傑物《けつぶつ》ならばともかく、私たちのような卑小な者が、万民の幸せとか世界平和なんて言うとよけいに胡散臭《うさん》い。実現できるかどうかわからない高望みをする前に、まずは目の前の疲れている人に席を譲るとか、ほんのちょっとしたことを常に意識にかける、そんなところから始めます。

むろん、よけいなおせっかいを焼いたり、人を救うことによってのみ幸せを感じるメサイヤ・コンプレックスにならないようにする注意は必要です。でも、助けないよりは、メサイヤ・コンプレックスでも助けたほうがいいかもしれませんね。

禅師がこの方法を弟子たちに教えたところ、弟子たちは懸命に精進《しょうじん》努力をして、その努力の程度に応じて、病の症状は消えた。そこで禅師が弟子たちに告げるには「この秘法によって病気が治ったからといって、修行をやめてしまってはいけない。病気が治ったら参禅せよ、参禅したら悟りを求めよ。悟りを得たら、さらに進め」と。

喉元《のど》過ぎれば熱さを忘れるのが私たちです。四弘の大誓願は、どこかに貼《は》っておいて、ときどき眺めたいものです。

呼吸法の総まとめ「内観の秘法」

さて、ではいよいよ「内観の秘法」です。

内観の法を行なうのは、眠りにつくとき、まだ目を閉じる前です。両脚を伸ばし、強く踏み揃《そろ》え、臍輪《さいりん》気海《きかい》、丹田《たんでん》腰脚《ようきゃく》、足心《そくしん》の間に「元気」を満たします。「臍輪・気海・丹田」がどこにあるのかは、漢方の本によっても言っていることが違います。

大体おへその下、一〇センチから一五センチほどに、丹田があると考えるといいでしょう。しかも丹田はお腹の表面ではなく、その奥です。仙骨《せんこつ》の二番目の前側に人間の重心がありますから、そこを丹田と呼んだのかもしれません。

丹田に元気を満たすためには、具体的には「かかと呼吸」を行なうのですが、ここで「元気」という言葉について見ておきましょう。

「元気」とは宇宙万物を成立せしめる気であり、人間でいうならば生命の源です。

沢庵《たくあん》禅師が言うには、元気は「気」の源で、それはへその下にある、押すと踊る、と言いますから、概念的なものではなく、実体として感じられるものです。

また、「気」は心とは別の存在だといいます。気が心を乗せて、右に行ったり、左へ行ったりするのですが、気の働きが強すぎると心はこの気に引っ張られて、何かをしても失敗したり、ものを落としたり、つまずいたりします。だからこそ心だけでなく、気も元気の源であるへその下にとどめておくことが必要なのです。

さて、丹田を意識しながらかかと呼吸を行なって気を元気のあるところに溜め、ついでその「元気」を丹田に、そして腰やもも、ふくらはぎ、さらには足裏にまで満たします。

そうして四つの句を繰り返すのですが、それは4章のエクササイズ編に譲りましょう。

この内観の法を五日、七日、二週間、三週間と続けることで、病気は消えたと白隠は言っています。

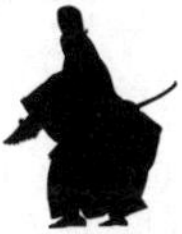

3章

能の発声は、深層の力を引き出す

——不安や恐怖も吹き飛ばす「和」の発声法

声は無意識のブレーキを外す

舞歌《ぶが》の基本は「謡《うたい》」

桶狭間の戦いは、誰もが織田信長が敗北を喫すると思っていました。むろん、その「誰も」には信長自身も入っていたでしょう。敗北は、そのまま死という過酷な状況です。そのすごいストレス下で、彼は「人間五十年」という幸若舞《こうわかまい》『敦盛《あつもり》』を舞います。そして、その舞歌《ぶが》によって、ストレスを行動エネルギーに変えたのです。

その舞歌は、彼にとって激烈なストレスを行動エネルギーに変えるための秘法としての舞歌だったのです。舞《まい》と歌がじつは同じものだったということを前に書きました。大成した世阿弥《ぜあみ》も舞歌を能の基本とし、まずは「謡《うたい》（歌）」が重要であることを強調しました。

前章では、舞歌のベースとなる呼吸について扱いましたが、本章では「謡（歌）」つまり声の重要性とその意味について考えてみましょう。

肖像画にみる信長の癇性《かんしょう》

近年紹介された信長の肖像画はすごい。

京都の大徳寺本坊《だいとくじほんぼう》に蔵されているもので、ほぼ確実に狩野永徳《かのうえいとく》によるものとされています。よく知られているもう一点の信長の肖像画（大徳寺総見院《そうけんいん》）も、やはり狩野永徳の筆といわれ、端整な姿の信長像として私たちの目には慣れています。ともに狩野永徳の肖像画ですから、両者はパーツごとを比べてみるとよく似ています。が、受ける印象はまったく違います。

大徳寺本坊のものからは、何というか、非常に酷薄な印象を受け、近寄りがたい。威厳というよりは、近寄りたくない冷たさを感じます。

表情筋を見ると、口角下制筋《こうかくかせいきん》をぐっと緊張させ、唇の端を「へ」の字に押し下げています。さらにはひげも唇と平行に「へ」の字に下げ、その冷酷さを強調しています。

顔の筋肉である表情筋は、両端が骨に付着しているほかの筋肉とは違い、重力の影響を受けやすく、非常に変化しやすい筋肉です。口を「へ」の字に曲げる働きをする口角下制筋《こうかくかせいきん》は特に重力の影響を受けやすく、どんな人でも加齢とともに口角は下がってきます。その加速を止めるのが、笑いなどの口角を上げる表情なのですが、まだ若いはずの信長の口角の下がり具合を見ていると、「この人は普段ほとんど笑わないのではないか」などと想像してしまいます。あるいは笑っても口角を上げない、頬だけの笑い、冷酷なあの笑いで笑ったのでしょう。

そして、口角下制筋の緊張はほうれい線を深くさせ、その深い皺《しわ》が、どちらかといえばのっぺりした顔の、口回りにやけに強い陰影を与えています。

また、口回り以外に、深い皺が目立つ部分がもう一箇所あります。それは両眉の間の皺です。いまにも怒鳴《どな》りだしそうな顔です。

口角とひげの「へ」の字の下がり、そして眉間《みけん》の皺を強調したこの肖像画は、信

肖像画には信長の癇性が表われている

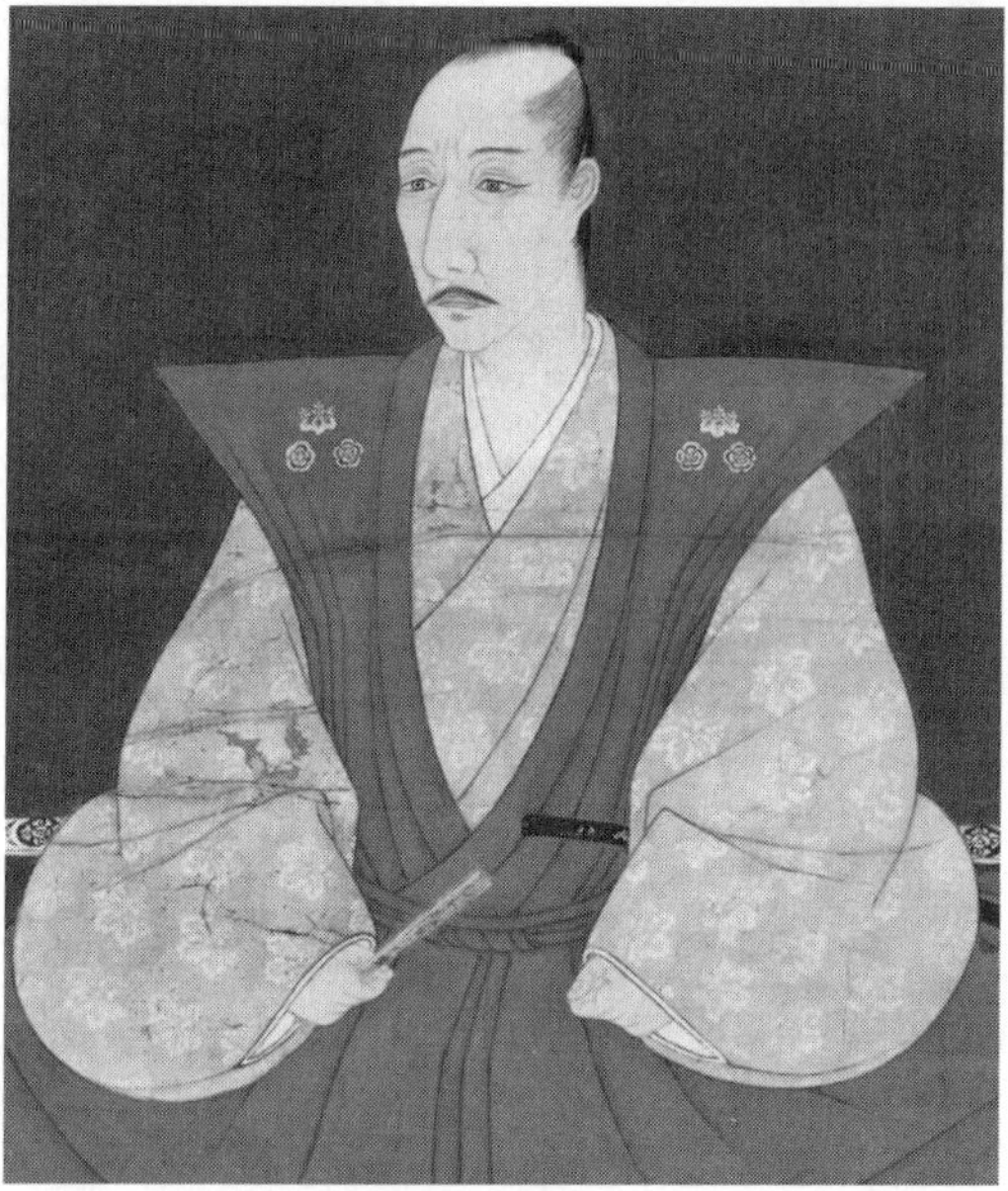

織田信長像（筆・狩野永徳）
「へ」の字に下がった口元と眉間の皺が
信長の「過敏さ」を表わしている（所蔵：大徳寺本坊）

長の癇性を前面に押し出した絵です。

癇性は「過敏さ」が作り出します。前述したように不安や恐怖を感じ、緊張しているときに人は怒りやすくなります。本番を控えた役者やパフォーマーがピリピリするのはこのためです。

信長はいつも不安や恐怖を抱えた緊張状態にあったと思われます。それは癇性となって表われ、その表情を作りました。そして、狩野永徳の筆は、姿をそのまま写すという写生を超えて、その心までも写しました。

信長はこの肖像画からも、確かにかなりの過敏であったことがうかがわれます。しかし、彼は過敏な自分の性格に押しつぶされずに、それをむしろ活用したのです。

信長は、状況をわざわざ極限まで悪化させることによって、自身の過敏さや繊細さを、すさまじいほどの行動エネルギーに変換させるという精神的タフネス（メンタル・タフネス）戦略を立てました。

そのメンタル・タフネスを補完するためのツールが舞歌であり、そして舞歌を構成する要素のひとつが前章で扱った呼吸でした。反復律動性《はんぷくりつどうせい》の呼吸はストレスをなくすことなく、それを行動エネルギーに変換する力を持っています。いわゆる「癒《いや》し」とはまったく違う効果を持っているのです。

すぐ怒鳴る日本人

しかし、非常に大きな不安や恐怖が襲ってきたとき、呼吸だけでは足《た》りないことがあります。どんなに深呼吸をしても不安や恐怖は去らない。そういうときは、思わず声が漏れます。それはため息やうめき声であることもありますが、大声で怒鳴りたくもなります。大きな不安に襲われたとき、人は声を出したくなるのですが、状況さえ許されれば怒鳴りたいという人は多いでしょう。

いや、これは人だけではありません。弱い犬ほどよく吼《ほ》えます。弱々しい犬が吼えている姿は威嚇《いかく》にはとても見えず、ただ不安や恐怖を声によって解消しているようにしか見えません。すぐに怒鳴る人も同じです。

近頃の都市は、電車に乗っても、道を歩いていても殺伐《さつばつ》としています。みんなピリピリしていますし、不機嫌そうです。道を譲っても、譲らなくてもイヤな顔をされ、通り過ぎるときに「チッ」とあからさまに舌打ちされたり、怒鳴られたりすることすらあります。

また、電車の中などで、一見紳士然とした大人が急に怒鳴りだす、というのがこのごろの都市の傾向としてあります。それも、昔の雷《かみなり》親父のような怒鳴り方ではなく、大人しい女の子が突然切れてしまったような怒鳴り方です。

日本人全体が、かなりの緊張下にあるのかもしれません。

ただ、そのような怒鳴り方では、残念ながら不安や恐怖はなくなりません。たぶん怒鳴ったあと、その紳士は自己嫌悪に陥るだけでしょう。怒鳴るにも、精神的にいい怒鳴り方というのがあるのです。

最大筋力を引き出す目と声の力

私たちは、自分の持っている能力の数分の一しか使っていません。これは脳力もそうですし、筋力もそうです。筋力でいえば、スポーツの試合のようなかなりの力を出すときですら、最大筋力の六〇％くらいしか出していないといわれています。これは筋肉を保護するために体が行なっている自己防衛策です。普段から最大筋力を出していたら、筋肉はぼろぼろに疲弊してしまい、使い物にならなくなります。

しかし、人は緊急事態に直面したときに、普段は思ってもいないようなすごい力が出ます。最大筋力に近い力を一瞬、発揮するのです。これを火事場の馬鹿力などといいますが、その火事場の馬鹿力を競技の場で出す人たちがいます。

たとえば重量挙げの選手です。

彼らがすごい力を出すときに必要なものがふたつあるといいます。ひとつは目であり、そしてもうひとつが声です。このふたつは密接につながっていて、声を出すときにも目は大切です。

目について書くとそれだけで一章使ってしまうので、今回は省き、ここでは声についてのみ扱いましょう。

丹田からの声は不安も吹き飛ばす

声といってもただの声ではダメです。腹《はら》の底、すなわち丹田《たんでん》から出す声です。能の発声や、鼓《つづみ》の掛け声はこの発声によって行なわれています。この発声はあとで練習します（4章）。どうせ怒鳴るのならば、そのとき練習する声で怒鳴るといいでしょう。それが精神的にいい怒鳴り方であり、自分の中の不安や恐怖を屈服させる怒鳴り方です。

さて、ではなぜ声によって最大筋力に近い力を引き出すことができるのでしょうか。

本当のことを言うと、その理由はよくわかっていません。いまよくいわれているのは次のふたつです。

ひとつは、声によって横隔膜《おうかくまく》および深層筋群《しんそうきん》が活性化され、それが筋肉全体を統一して強い力を出すことを可能にするからという理由。そして、もうひとつは大き

呼吸横隔膜と骨盤横隔膜

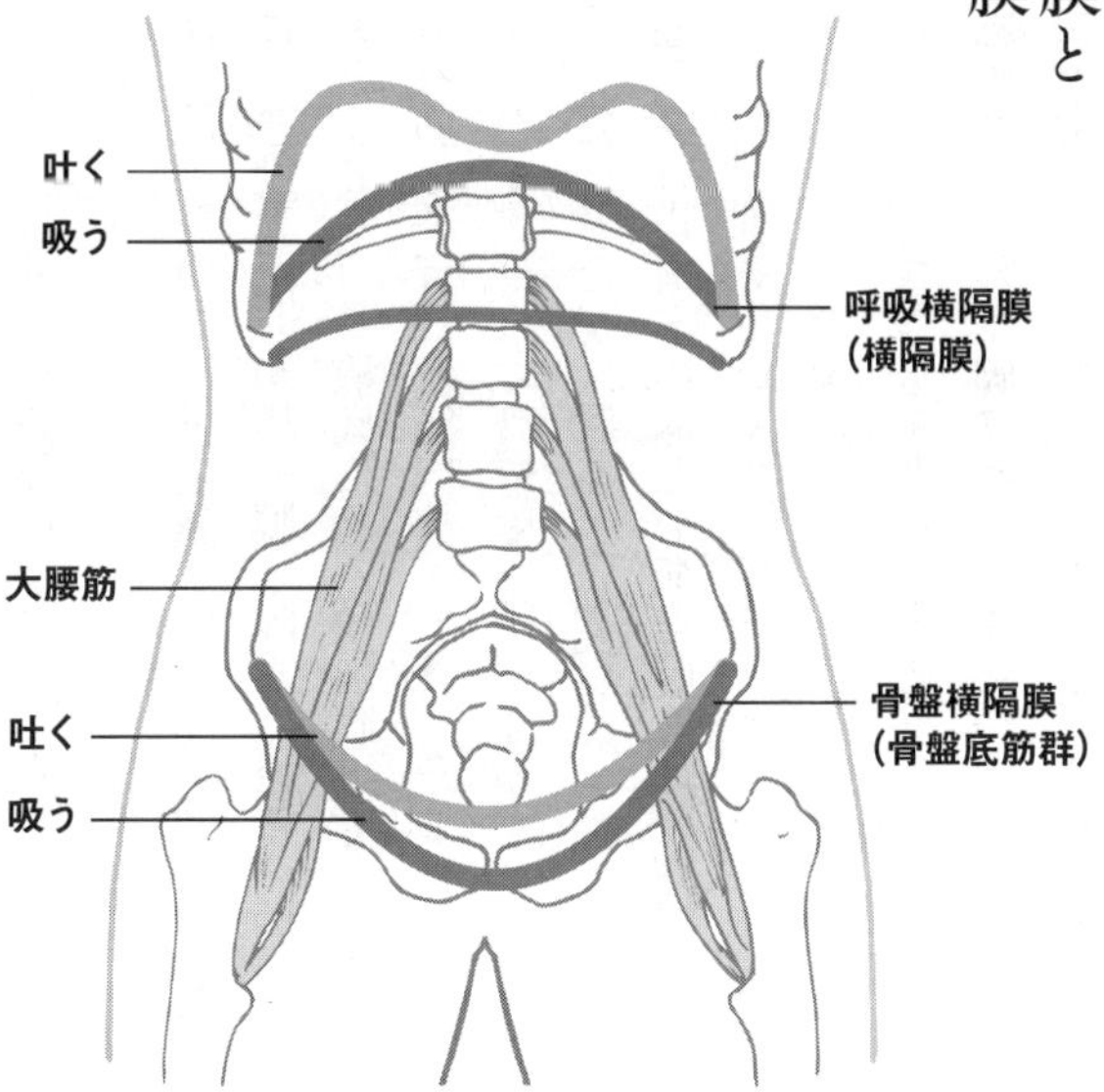

能の掛け声のような激しい発声は、上下の横隔膜および深層筋を一挙に活性化させる
(『音楽家なら誰でも知っておきたい「からだ」のこと』誠信書房刊を参考に作図)

な声が心に働きかけて、自分が無意識にかけているブレーキを外すからではないかということです。

鼓の掛け声や能の謡《うたい》の発声は、横隔膜を瞬間的に激しく収縮させます。ただしここで言う横隔膜は、普段私たちが横隔膜と呼んでいる、肋骨の内側につく「呼吸横隔膜」だけではありません。骨盤底《こつばんてい》にある横隔膜「骨盤《こつばん》隔膜」も収縮させます。

骨盤底には骨盤底筋と呼ばれる筋肉群があり、そこにある筋膜《きんまく》とともに「骨盤隔膜」を構成します。日本語では「骨盤隔膜」ですが、英語では「ペルビック（骨盤の）ダイアフラム（横隔膜）」で、「骨盤・横隔膜」です。

「ハッ」という能の掛け声などの激しい発声時には、呼吸横隔膜とともにこの骨盤横隔膜も一瞬にして収縮させています。身体イメージでいえば、肚《はら》と肛門とを瞬時に引き上げるようなイメージです。

深層筋中、最大で、そして最も重要な「大腰筋」は、上部の「呼吸横隔膜」から下部の「骨盤横隔膜」を通って脚に至る、ふたつの横隔膜を縦断する深層筋です。

体内の筋肉を個々で見るのではなく、もっと大きなグループで考えたときに、大

コア・ブロードマッスルの三つのルート

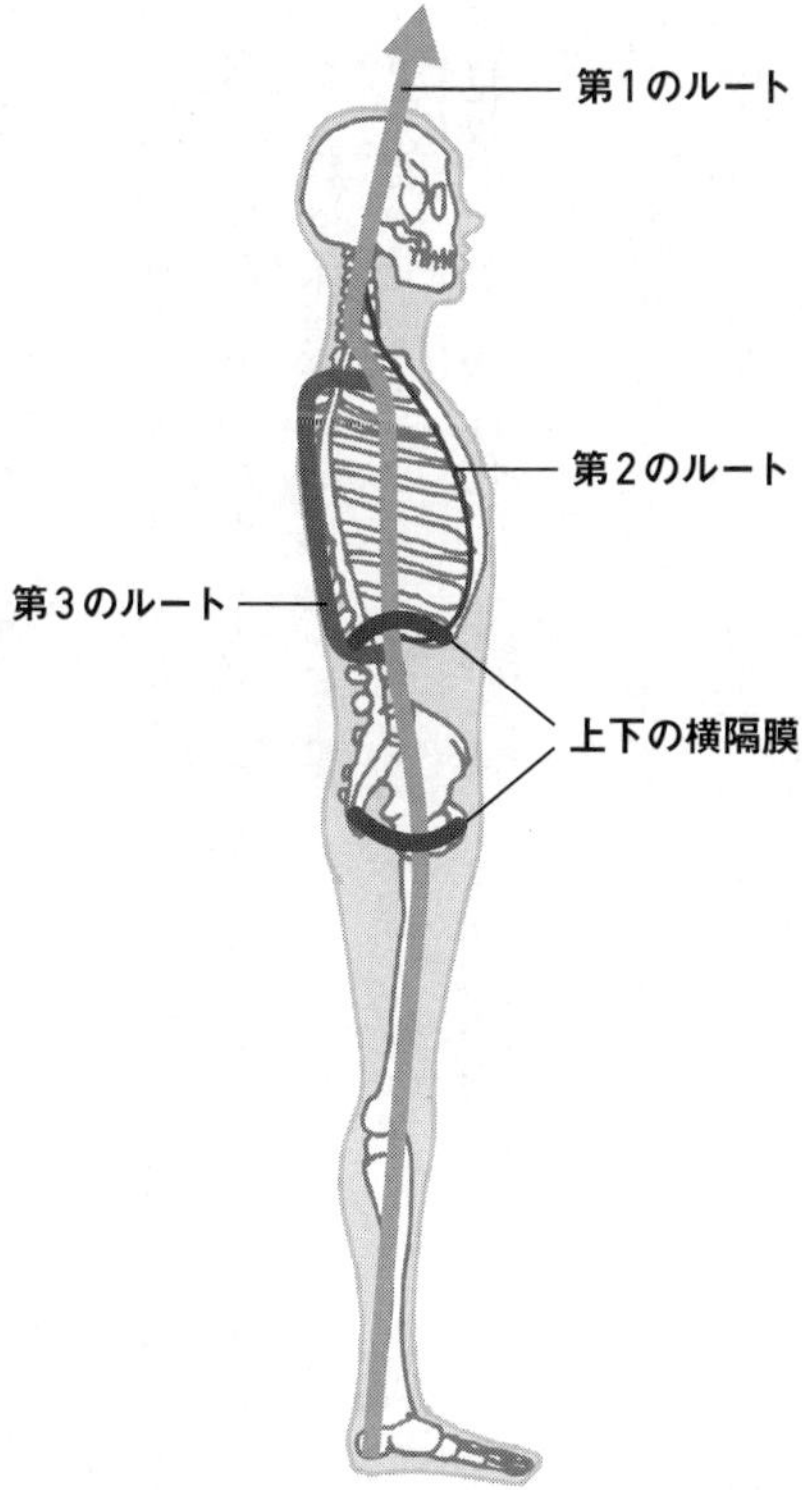

コア・ブロードマッスルのルートは3つある。
どのルートも上下の横隔膜を通っており、
それは深層筋に関連している
(『ブロードマッスル活性術』
BABジャパン出版局所収の図をもとに作図)

腰筋を中心とした体の芯《コア》を貫く筋肉群をコア・ブロードマッスルと呼ぶことができます。

このコア・ブロードマッスルのルートは三つあり、略述すれば前のページの図のようになりますが、どのルートを通っても、キーとなるのは上下の横隔膜であり、そして、それは深層筋に関連しています。

掛け声や能の発声などの上下の横隔膜を激しく使う運動は、それがそのまますべての深層筋を一挙に活性化します。ですから深層の力を引き出し、最大筋力に近い力を出すことができるのです。

また、この横隔膜は呼吸をするための筋肉です。その横隔膜と連動しているわけですから、不安や恐怖を収める声は、深い呼吸と関係しているのがわかるでしょう。大きな声は呼吸横隔膜とそれに連動する骨盤隔膜を大きく振動させ、非常に大きな呼吸を可能にします。最大筋力に近い筋力と言ったとき、それは呼吸筋にも言えます。大声を出すことによって、普段の最大呼吸よりも、さらに大きな呼吸を可能にさせます。

大きな声は大きな呼吸が作り、そしてその大きな声によって呼吸筋である横隔膜はより活性化され、さらに大きな呼吸、大きな声となる。声と呼吸はこのような善循環システムの中に取り込まれ、それによって不安や恐怖を吹き飛ばします。

どうせ怒鳴るのならば、ちゃんとした怒鳴り方を身につけましょう。

しかも、それが反復律動性の呼吸と相俟《あいま》ったとき、その精神に与える影響は計り知れません。

声が自分のブレーキを外す

声が最大筋力を引き出す理由のひとつは、それが上下の横隔膜と連動し、身体の芯《コア》を貫くコア・ブロードマッスルを一挙に活性化することによって、深層の力を引き出すことでした。そして、それは同時に非常に深い呼吸をも可能にさせ、不安や恐怖をも吹き飛ばします。

さて、声が最大筋力を引き出すのには、もうひとつの理由があるのではないかといわれています。それは、体というよりはむしろ心に働きかけて、私たちが無意識にかけているブレーキを外すというものです。

武道では、掛け声がとても大切にされ、稽古を始めると最初は技や型など何も教えてもらえず、ただ「大声を出せ」といわれる道場すらあります。武道だけでなく、さまざまなスポーツで声を出すことはよく行なわれています。

前述したように重量挙げの選手は、声を出すことによって自分の中のブレーキを外し、最大筋力に近い力を出します。テニスや卓球の選手も大きな声を出すことで有名です。スポーツや武道をする人の多くは普段の力以上のものを出そうとするときに、声を出すのです。

「声」はなぜ私たちが無意識にかけているブレーキを外すことができるのでしょうか。最初に結論を言うと、声は私たちの本能や無意識に直接働きかける、そして、それによって、心のブレーキを外し、眠っている力を引き出すのだ、といわれています。が、とはいえ声が本当に無意識に働きかけられたかどうかを測定する機械などはありませんし、無意識そのものも仮定の産物で実在は疑わしい。ですから、これに関してはここでは「そうだ」と断定せずに、保留ということにしておきたいとは思うのですが、しかしたとえば恐怖を感じたときに大声を出したり、戦闘の吶喊《とつかん》攻撃では「わーっ！」という雄叫《おたけ》びを上げることによって恐怖心を脳裏から追い出したりと、私たちは経験的に声と精神との関係を知っていることは確かです。

「歌」とは神への特別な声

声には精神に働きかけて、恐怖や不安を追い出してしまう力がある、それはどうも確かなようです。ただ、その声はどんな声でもいいというわけではありません。それは古くは「歌」と呼ばれた、特殊な声です。

二足歩行によって、言語を操ることができる大きな脳と、そして自由になった声帯によって「声」を獲得した人間は、それを使ってコミュニケーションをとりました。原初の人間がどのようなコミュニケーションをしたのかはわかりませんが、少なくとも文字に書かれているものに限定すれば、その相手は神様が大半でした。

この神に対するコトバが古くは「歌」と呼ばれていました。歌とは神に対する祈りや、あるいは神を降ろすための呪言《じゅごん》でした。

「うた」は「訴ふ」が語源だといわれています。神にその思いを訴える呪言、それが「うた」でした。また、「打つ」が「歌」の語源だともいいます。『古今和歌集』の仮名序には次のように書かれています。

力をも入れずして天地を動かし
目に見えぬ鬼神《おにかみ》をもあはれと思はせ
男女のなかをもやはらげ
猛《たけ》きもののふの心をもなぐさむるは歌なり

人の心だけでなく、先祖の霊や神、あるいは天地自然までも打って、動かしてしまう、それが「歌」でした。

「歌」という漢字を見ると、昔の人が歌を歌うときにどんな声を出したのかがわかります。「歌」の左側の「哥」は「可」が重なった形ですが、「可」に「口」をつけると「呵責《かしやく》」の「呵」となります。「カーッ！」という強い声です。神に訴えるには通常の声ではダメです。「カーッ！」というような強い音の声が呪言としては必要とされます。禅の「喝《かつ》！」も同じでしょう。

やはり歌を意味する「謳」に鞭《むち》を持つ手（殳）を加えた漢字が毆（殴）打の「毆」になるように、まさに打つような、激烈な響きを持った特殊な声です。そのような特殊な声を出して、神の心を打ち、そして何かを訴える、それが「歌」の本義です。いまでも能やオペラではマイクを使いません。それでも多くの観客に届く声、それが「歌」です。

無意識にかけているブレーキを外す声、それは激烈な響きを持った声、すなわち本来の意味での「歌」なのです。そして、それはもとは神に届けるための声であり、「こえ」の語源が「越《こ》ゆ（越える）」だといわれるように、自分自身を越えるための声でした。

西洋音楽では排除された、ノイズの力

このような激烈な声が深層の力を引き出す理由として、ノイズすなわち雑音の持つ力を挙げる人もいます。

東洋の発声は西洋音楽を聴きなれた耳には奇異に感じます。西洋音楽はBGMになりますが、能の謡や鼓の掛け声は聞き流せません。好きな人は好きですが、異常なまでに嫌う人が多いのも東洋音楽の特徴です。笑いたくなったり、不快な感情が起きる人もいます。

ブルース・リーや武道の掛け声も同じです。ですから武道や能の掛け声は、お笑いに使われます。笑いの裏には必ずと言っていいほど恐怖が顔を隠しています。人はノイズが怖いのです。無意識に恐怖を感じると人は笑ってしまいます。

ノイズの持つゆらぎは人の精神の深層に働きかけます。働きかけるだけでなく聴

き手を有無も言わさず動かします。

神社などでいまでも行なわれる警蹕《けいひつ》は、まさにノイズそのものであり、それが神に対する呪言であるという性質を現代まで残す、聖なる声です。

ノイズを聞いたときの人々の笑いは、無意識が感じる心理的拉致《らち》への恐怖心の表われなのかもしれません。

武満徹《たけみつとおる》は、あるときノイズの怖さに気づき、以降自分の音楽の中でノイズを使うことをためらうようになりました。しかし、それでも現代音楽はノイズに向かっています。

日本の発声はノイズを含むものが基本でしたし、三味線《しゃみせん》や琵琶《びわ》など、東洋の楽器にはわざとノイズを出すような仕組みを組み込んでいるものが多いのは周知のことです。それは「さわり」と呼ばれます。「さわり（触り）」は差し障《さわ》りの「さわり」であり、また同義の「触れる」は、気が触れるや法に触れるなどとも使われますが、同時に「ふれあい」などという使われ方もされます。一見、まったく違って見えるこれらも、日常性を超えるという意味では同じです。東洋人は日常性を超えた無意識の世界（あるいはあの世）と親しく生きてきたために、ノイズを日常の中に取り入れていました。

ところがかつての西洋文化はノイズを毛嫌いしました。キリスト教はノイズを悪魔のように扱い、神経症的に排しました。そのためキリスト教音楽から発展した西洋音楽も、やはりノイズを排して純音のみを楽音としました。

しかし人間はノイズに惹かれる。現代では西洋音楽もノイズを多用しています。現代音楽もそうですが、ポップスやロック、ジャズは完全にノイズの音楽です。ヘヴィメタなどでは、せっかく純音が出るように作られたギターにディストーションをかけてノイズのサウンドを作ります。また、構造上純音しか出せないはずのピアノでも、調律をわざと狂わせてホンキートンクにしたり、あるいはセロニアス・モンクがよくしたように隣り合う二つの鍵盤（半音）を同時に弾くことによってノイズ的な四分の一音を出そうとする試みをしたりもします。ボーカルも、ルイ・アームストロングなどのノイジーな声が好まれたりします。

私たちは、ノイズの持つ圧倒的な力を求めているのかもしれません。

能に伝わる声とリズムの力

言葉にすれば思いは集まる

さて、「歌」と呼ばれる非日常の声は私たちの精神の深層に直接働きかけ、そして眠っている深層の力を引き出す力がありますが、じつはもうひとつ大きな働きがあります。それは、思いに方向性を与えることです。これは「言語」自体の持っている働きによります。

カウンセリングには、ただ「聴く」だけという技法があります。

心に病を抱えてカウンセリングに行っても、カウンセラーはただ静かにあなたの言うことを聴いてくれるだけです。むろん、その聴き方は普段の会話の聞き方とはちょっと違います。「積極的傾聴法」というスキルフルな聴き方です。しかし、カウンセラーは、だからといってあなたにアドバイスを与えたり、行動の指針を示したりはしてくれません。

あくまでも何かをするのはあなた自身です。

あなたは自分の問題や抱える悩み、あるいは雑談を、ただ静かに耳を傾けてくれるカウンセラーに向かって話します。ただ話すだけです。これを何度もしているうちに、もやもやしていたものが何となくすっきりしてきて、さらにはすべきことも見えてきたりして、問題が解決してくるのを感じます。

これがカウンセリングであり、そしてそれを可能にしているのは言語の持つ力です。

言語は、時系列的な性質を持っています。幼稚園などで楽しい時間を過ごして帰ってきた子どもが、あれもこれも言いたいのにうまく言えずに困って泣き出してしまうことがあります。むろん、彼の語彙《ごい》の不足もあるでしょうが、言語そのものの性質によるところも大きいのです。

彼の頭の中には同時にさまざまな事項が浮かんでいます。海も山もゲームもおやつも、すべて一時に浮かびます。でも、言語は一時にひとつのことしか言えません。彼に起こったこと、湧き上がった感情は、時系列的に順序だてて起こったのではなく、すべてが同時に起こりました。それを時系列に縛られた言語で話そうとすると、その絶対不可能性に小さい子は混乱してしまいます。

でも、これは逆に言えば、複雑な問題を単純化する役にも立ちます。すべてが同じ価値を持っていた事項を、言語化して話すことによって、そこに順序が生じ、軽重が生まれます。ぼんやりした思いや複雑な思いに順序や方向性を与えるのが言語であり、それを生み出すのが声なのです。

言葉は、拡散している思いを集中する如雨露《じょうろ》のような力があります。

「言挙《ことあ》げ」が特別の意味を持つとき

漠然とした思いを言語化することによって、その思いを集中させることができますが、しかし言語化されたときにそれは別の生命を持ちはじめ、自分の思考や行動をも規定してしまうこともあります。

中高生はよく「誰が好きか」なんてことを話していますが、そんなときに別にそんなにも好きでもなかった異性のことを「誰それが好きだ」と友だちに言ってしまった瞬間に、本当に好きになってしまうということがあります。

このように言葉に出していうことを、古語では「言挙《ことあ》げ」といいます。特にその言挙げが、歌のような独特な声調で発声されたとき、それはただの言葉を超えて特別な意味を持ちはじめます。

昭和天皇の特徴のある語り口調を覚えている方も多いでしょう。最初に聞いたときには、変わった話し方をするなと感じたのですが、何度も聞いているうちに、それは常人のそれとはまったく異なる発声方法、声調を持っておられることに気づきました。天皇の語り口調や声は、いわゆる人のそれを超越しています。現天皇も近年、その口調に近づいてきました。ですから天皇のお発しになる言葉は「言う」と言わずに「詔《の》る」と言います。「祝詞《のりと》」の「のり」です。

「綸言《りんげん》汗の如し」という言葉がありますが、これは皇帝や天皇の口から出た言葉、すなわち言挙げは、それがどのようなものであれ引っ込めることはできないということを示すものです。それは天皇という立場による理由だけではありません。その独特の声調による言挙げというものが、それ自体で聖性を帯び、言葉が実存在を持ってしまうということにもよります。

これは天皇だけに当てはまることではありません。空海も『声字実相義《しょうじじつそうぎ》』の中で、発声された言葉はすなわち実相だという論を展開していますし、私たちも、何気なくしてしまった約束が、すごい拘束力を持ったり、歌のようにして特別な声や節《ふし》などをつけて、言挙げしたとき、それは特別な意味を持ちはじめるという経験を持っています。歌によって言葉に魂が吹き込まれるのです。若いカリスマ歌手が歌を歌います。その曲は、中年のおじさんが作詞しているとどこかでわかっているのに、それが若い歌手によって歌われると、その内容が若者の思考や行動に影響を与えます。

そして、その言挙げが間違っていたとき、取り返しのつかない事態を招くことがあるのです。

間違った「言挙げ」で死したヤマトタケル

1章で、ヤマトタケル（小碓《おうす》）の話を紹介しましたが、彼の死は間違った「言挙げ」が原因でした。

征伐《せいばつ》の途中でヤマトタケルは伊吹山《いぶきやま》にかかります。この山の神を素手《すで》で捕らえに行こうと、山を登りはじめたヤマトタケルは、牛ほどもある白い大猪《いのしし》に遭遇します。ここで彼は言挙げをします。

「この白猪になったのは神の使者だろう。いま殺さずとも、帰り道に殺そう」

ところがこの白猪こそ、まさに伊吹山の神、そのものだったのです。この言挙げのために、暴風雨（大氷雨）が吹き荒れ、それがもとになってヤマトタケルは死に至ります。彼の死の原因は、間違った言挙げでした。

間違った言挙げは、現代でもさまざまな「忌《い》み言葉」として残っています。言葉は漠然としたものに方向性を与えるが、同時に新たな生命をも与えてしまうということを、私たちは伝統として知っているのです。だからこそ「綸言」は出《い》で返らぬし、神職の人たちが祝詞を奏上するときには間違って読まないように細心の注意を払って奏されています。

このような言葉の持つ力を古語では「言霊《ことだま》」といいました。古代において「言」と「事」は区別されず、「事」の中に宿る魂は「言」の中にも宿ると信じられていたのです。

「言霊の幸《さきは》ふ国」日本

言霊の力は忌み言葉だけにあるわけではありません。良い言葉は嘉事《かじ》を招き、不吉な言葉は凶事を招く、すなわち音声化された言葉は、その言葉に宿る霊力によって現実の事象に対して吉凶ともに影響を与えるのです。

現代では忌み言葉の凶事のほうがよく言われていますが、古代においては嘉事のほうが重要で、日本のことを「言霊の幸《さきは》ふ国」と言った古人もいました。言霊の力によって幸せがもたらされる国という意味です。

そして言挙げも聖なることと思われていました。日本語には言霊が宿り、その幸が繁栄しているのが日本だからです。

昔の日本は、美しい言葉、元気になる言葉、そういう言葉が溢《あふ》れているといわれていた国でした。そして、そういう言葉や、さらにはその言葉の声調を調え、節をつけた「歌」をとても大切にしていました。

歌枕の地で歌を詠む理由

日本各地には「歌枕」と呼ばれる名所があります。歌枕とは、和歌に詠まれるさまざまな名所を指します。もともとは古来親しまれてきた地名が繰り返し詠まれることによって歌枕となっていったといわれています。が、歌枕には親しまれた名所だけでなく、古歌に詠まれた場所や美しい名の地、掛詞《かけことば》になりやすい地名、神仏にゆかりの場所や歴史的な事件のあった場所なども含まれました。

東国にも〈隅田川《すみだがわ》〉や〈筑波山《つくばやま》〉などがあります。むろん、関西・近畿にはたくさんあります。播磨《はりま》の国の〈須磨《すま》〉や〈明石《あかし》〉は『源氏物語』を彷彿《ほうふつ》とさせる地名ですし、因幡《いなば》の白兎の〈因幡山〉や日本三景のひとつである〈天橋立《あまのはしだて》〉なども歌枕としてよく詠まれています。また「これやこの行くも帰るも別れては知るも知らぬも逢坂《おうさか》の関」の〈逢坂の関〉は「逢ふ」という語を含むために別れの歌によく引用される歌枕です。

「歌枕」とは不思議な語です。『枕草子』という古典にも「枕」がつきますし、「枕詞」などという修辞法もあります。この「枕」について、折口信夫《おりくちしのぶ》は「神霊がよりつき、国魂が寓する」場所といっています。日本人は信仰の上では枕を「魂、殊《こと》に生魂《いきみたま》の集中保持せらるゝ処《ところ》」と信じていたと述べているのです。

ですから、歌枕と呼ばれた土地には、神霊、地霊、生魂、国魂がいます。さらに、これらの場所が歌枕として何度も何度も歌われることによって、その霊力はいや増しに増します。

能の物語としての場もよく歌枕が使われます。能の主人公であるシテは幽霊や神様であることが多いのですが、彼らがこの世に再び現われるのは残して行ってしまった「思ひ」に引かれてです。彼らの「思ひ」は魂の寓する「枕（真蔵《まくら》）」である「歌枕」の地に残り、そこで生魂となります。

昔の旅人は、だから歌枕の地を通過するとき必ず歌などを詠みました。それは万葉の昔から江戸時代まで続きました。奈良、平安の文学はいうに及ばず、江戸時代の『奥《おく》の細道《ほそみち》』をはじめとする芭蕉のさまざまな紀行文もそうですし、また彼が愛好していた『竹斎《ちくさい》』の物語なども歌枕を巡った『伊勢物語《いせものがたり》』のパロディのようです。また近代でも夏目漱石《なつめそうせき》の紀行文などにもその名残を見ることはできます。

歌はもともと神に対する呪言であることは何度も述べました。歌枕での歌詠みは、地霊に対する礼や鎮魂・魂振りと、そして同時に我が身にも地霊の霊力を得るための儀礼でした。そこにいる地霊と自分との媒体になるものが言葉であり、そこに宿る言霊なのです。旅人が歌枕の地に宿ったときに言霊の籠《こも》る歌を詠み、そして呪術としての激烈な響きを持った声で、それを声に出して歌うことによって、その土地の持っている力を自分にも頒《わ》けていただく、そんな風習があったのでしょう。

どのような言葉を出すか

さて、古代の日本人は言霊を信じていました。

これはひょっとしたら古代人の迷信かもしれません。しかし、確かに気持ちのいい言葉、気分が悪くなる言葉というものがあるのは、経験的なこととして私たちも知っています。哲学者メルロ・ポンティや詩人マラルメを俟《ま》つまでもなく、コトバとモノとの関係には単なる約束以上の何らかの有機的な関係があることは、なんとなく感じます。とはいえ、同じ発音で、ある国では悪い意味の言葉が、ほかの国ではいい意味に使われていることもあるわけですから、むろん、それが後天的な要素を多く含むことは否めません。

言語の音そのものではなく、私たちの言語社会という環境や、そして文脈も含めた言霊というのは考えることができそうです（なにもわざわざ霊にする必要もありませんが、古人に敬意を表してそのまま使います）。

そして信長の舞った幸若舞や、能の舞のときに謡われる謡も、そのような歌の持つ霊力の存在を基礎として創られています。どんな謡でもいいというわけではありません。それは内容だけでなく、言葉の力、すなわち言霊的にも優れたものである必要があります。

ただ、声を出すだけでなく、そこでどのような言葉を出すか、それもとても大切なのです。

これは語ることとも関係してきます。

空海は言葉といっても妄語《もうご》、真語《しんご》という二種があるとし、道元は愛語をすすめました。また、仏教瞑想書として禅にも影響を与えた『小止観《しょうしかん》（天台小止観）』には「語る」ということについて次のように書かれています。

〈自分がいま何のために語ろうとしているのか。よくないことや、どうでもいいことならば語らないほうがいい。よいこと、ためになることならば語るのがいいだろう。（略）心が働いて息が出、その息が喉・唇・舌・歯・あごを使って音声、言語となって外に出る。外に出た音声・言語の因は心だ。しかし、その心を観ると、すがた・かたちを持った実体的な存在としてのそれを見出すことはできない。ならば、語る人も、語られた内容も、善悪もすべて空なのだ。云々……〉

能の「謡」に残る四言のリズム

さて、ノイズを含む激烈な響きである声、それは無意識のブレーキを外し、そしてそれによって私たちを不安や恐怖、緊張から解放します。この響きを持った声は、古来「歌」と呼ばれ、それは神に対する呪言でした。

中国最古の詩集である『詩経《しきょう》』には、このような神に対する呪言、すなわち祭祀《さいし》における呪術的言辞《げんじ》が詩として作品化されたものが多く載せられています。

日本でも「言霊」が重視されたように、中国においてもむろん、コトバ自体に呪《じゅ》能《のう》はありました。また、ノイズを含む激烈な響きや、言葉それ自体も重要なことは述べてきました。そして、さらに私たちは『詩経』に掲載される詩から、そのリズムの重要さを知ることができます。

私たちが高校時代に習った漢詩の多くは、五言か七言なのに対して、最も古い『詩経』に載せられている詩の多くは四言です。

この四言というリズムは、太鼓のリズムだったのではないかと、近代中国の詩人であり学者であった聞一多《ぶんいった》は言います。あるいは青銅器で作られた鐘《かね》のリズムだと考えてもいいでしょう。

荘重《そうちょう》な四言のリズムは、無意識や本能に直接働きかけるといいます。

中国古代の『山海経《せんがいきょう》』という幻想動物誌があります。その中に一本足の奇獣「夔《き》」が掲載されています。夔《き》は流波山に住む霊獣ですが、海の中をも七〇〇〇里進み、かの獣が水を出入りすると必ず風雨になるといいます。その輝きは日月のようであり、その声は雷のようであった。黄帝がこの皮で太鼓を作り、雷獣の骨で打ったところ、その音は五〇〇里に響きわたったと書いてあります。

ちなみにこの「夔《き》」は古代中国では音楽神とされました。世界中には人の皮で作った太鼓もあります。「夔《き》」の皮といい、人の皮といい、それは太鼓が聖なる楽器、すなわち太鼓は神を降ろすために最も重要な楽器だったことを物語ります。

そして、ドーン、ドーンと響く、聖具の荘重なリズムに合わせて、四言詩はやはり荘重に歌われました。

激烈な響きを持った声、そして四言詩に内含される特殊な抑揚、さらには太鼓や鐘による荘重なリズムによって古代人たちは神と交信しました。それはひょっとすると、自分自身の無意識、あるいは共同体の無意識との交信だったのかもしれません。

そして、これこそ反復律動性の呼吸と声との合同です。古代人は太鼓や青銅器の鐘とともに歌を歌うことによって、知らず知らずのうちに反復律動性の呼吸を伴う発声をし、日々の不安や恐怖から解放されていたのでしょう。

このようなリズムと発声とによる歌は、現代では能の「謡」に残っています。日本語の構造は中国語の四言に対して七五調か五七調です。日本語はこのリズムで謡われたときに最も呪力を発揮できる、そう古人は気づいていたのでしょう。織田信長が「人間五十年」を舞ったときの謡もそのような歌でした。だからこそ、その声は自分の無意識や身体に届き、不安や恐怖というストレスから自己を解放し、さらにはそのストレスを行動エネルギーに変えるということができたのです。

激烈な発声で、ストレスを力に

2章で、謡によって自殺の欲求に引きずり込まれずにすんだという会社社長の話を書きました。

機会があれば、ぜひ能の謡を習っていただき、不思議な言霊の宿る謡を、腹の底から声を出して体感していただきたいというのが本心です。昔から「謡、十年」といわれています。これは一〇年経《た》てば謡の名人になれるというわけではありません。一〇年経って、やっと入門者程度になれるということです。しかも、本気で精進しての一〇年です。一〇年ほど経ってはじめて「お腹から声を出すというのはこんな感じかな」というのがちょっとわかります。そして門に入ってからは、あとは一生続く修行の毎日が待っています。

むろん腹から声を出すのは能の謡だけではありません。毎朝、大きな声で読経をしたり、真言や念仏、題目を唱えたり、あるいは祝詞を奏上したりするのもいいでしょう。あるいは大声で歌えるゆっくりした曲をマイクを使わずに歌ってもいいでしょう。

謡を習う機会がないという方は、ぜひ強い発声で、大きな声を出す機会を設けてください。激烈な発声、これは絶対必要です。ただ気持ちよく歌うだけではダメです。

激烈な発声が体験できるエクササイズ「新聞紙破り」を次章のエクササイズ編で紹介しますので、これを行なって強い発声を体験してみてください。

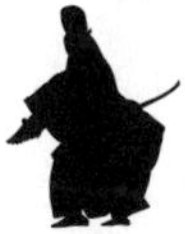

4章

能の動きから「和の呼吸法」を手に入れる

——心身の最高パフォーマンスを引き出す

「心《しん》」に届く呼吸と声

ゴールではなく、過程が重要

この章では、いままでお話しした「呼吸」と「声」のことを実践するためのエクササイズを紹介します。本文中で舞歌《ぶが》の中でも特に「呼吸」と「声」についてさまざまな面から探求をしてきました。今度は実際に体を動かしましょう。なお本書で紹介する呼吸エクササイズのほとんどは、白隠禅師の『夜船閑話《やせんかんな》』所載の方法をアレンジしたものです。興味を持たれた方は、ぜひ『夜船閑話』を原文でお読みください（巻末の参考文献参照）。

さて、本章で紹介するエクササイズに共通することは、これらはすべてプロセス（過程）が重要であるということです。そこには完成や終わりはありません。言い方を換えれば、誰でも簡単に始められ、誰でも簡単にある程度はできるようになるのですが、しかし「これでいい」という段階には誰も到達できないということです。プロセスが大切ですから、目標はそんなに大切ではありません。

私たちは、目標のない練習やエクササイズに慣れていません。学校にはテストがあって、その目標に向かって勉強をしますし、スポーツでも試合のために練習をし、試合の結果を重視します。

また、ゴールや目標を到達点とした場合には、そこに連れて行ってくれる先生やコーチが必要になります。先生やコーチが必要だということは、その修得は簡単なものよりも難しいほうがよくなります。そのほうが先生の存在意義があるからです。ヴァイオリンなら、まずは音が出るまでが大変ですし、ピアノのように音は簡単に出るような楽器でも、両手がそれぞれに動くようになるまでにはかなりの時間がかかります。さらに教則本には教程があって、そのすべてを終わらせるとなると、驚異的な時間が必要になるし、それが終わるまでは先生について教わる必要があります。

こういうゴールを重視する西洋的なものに対して、日本の芸道はプロセスを重視します。能の謡《うたい》でも舞《まい》でも、数年やればそこに書いてある節《ふし》や型は、もう先生なしでも（ある程度なら）自分でできるようになってしまいます。本気でやれば数年で、技法やテクニックを先生に教わることは、なくなってしまうのです。

しかし、大変なのはそこからです。

ピアノやヴァイオリンのような超絶技巧の訓練はそこにはありません。スポーツのようにトレーニングによって極める技も存在しません。だからその分、単純な節や型を、奥へ奥へと深化させていく必要が生じます。その深め方を先生は教えてくれません。深化の方向は人によって違います。自分自身の工夫で、自分自身で格闘しながら深めていくしかありません。

「先生」と「師」の違い

じゃあ、先生はいらないかというとそれは違います。自分の深化の方向性が間違っていないかどうかをチェックしてくれる人は必要です。しかしその人は、あなたより動きがよい人であったり、あなたより声がいい人であるわけではありません。ましてやすべてを知っている、いわゆる「先生」ではありません。そんなふうに芸道の先生を見るのはちょっと違います。

芸道の先生は、あなたと同じように、その道に精進《しょうじん》し、そして苦闘している先達《せんだつ》です。それは先生ではなく「師」と呼ばれます。

「教える人」であるティーチャーやマスターと違って、「師」とは「進む人」を意味します。師は、完成のない道に精進している人ですから、一線を退くなどということはありません。完成のない道に精進し続けている師ですから、すべてを知っているなどということもありません。

だから、師に教わる者たちも、「先生、教えてください」などという態度で師に臨んではいけません。自分がいま通っている道が、間違っていないかどうかを見ていただく、そんな態度で臨みます。

稽古では「よし」と言われることはほとんどないでしょう。それは「師」自身も弟子が進むのと同じに進んでいるからです。だから「これでよし」と止まることはないのです。

「師」の「𠂤」は、出陣の際に神様に捧《ささ》げる神聖な肉を表わします。甲骨文《こうこつぶん》などを読むと、この肉は牛や豚、羊の肉であることが多いのですが、ときには人肉であることもあります。非常に神聖な肉です。

この章で紹介しているエクササイズは、本来はエクササイズではなく「稽古」と呼ばれる性質のものです。稽古とは「古《いにしえ》を稽《かんが》える」という意味ですが、「稽」という漢字は礼の一種が原義です。「稽」は両手、両膝と頭を地につける礼で、土下座を表わしました。

神様に犠牲《いけにえ》の肉を捧げるときのような敬虔《けいけん》な気持ちで行なう礼が「稽」であり、そのような気持ちで行なうのが「稽古」です。

この頭を下げる相手は目の前にいる師匠であるように思われますが、じつはちょっと違います。「稽古」という語からわかるように、頭を下げるのは「古」に対してです。

「古《こ》」は「古い」と読みますが、ただ古いだけではありません。「古」を「口」で囲えば「固《こ》」になります。石のように固く変化しないもの、それが「固」です。すなわち、不変性、永遠性を表わします。そしてそれこそが「心《しん》」だということは、1章をお読みいただいた方には、わかるでしょう。

いま目の前にいるのは、一個人としての師匠ではなく、「古《こ》」を体現している存在としての「師」です。その師に頭を下げて「稽」の礼をしていますが、それは時空を超えて永遠の存在に対する「稽首拝《けいしゅはい》」でもあります。そして、その「古《こ》」はあなたの中にもあります。だから師匠もあなたに向かって礼をします。

師匠に頭を下げるときには扇《おうぎ》を前に置きます。この扇は主客を分ける扇です。どんなに親しい間柄でも稽古のときには、そこに一線が引かれます。あなたの稽古は、あなただけにしかできません。あなたの中の「古《こ》」すなわち「心《しん》」を見出し得るのはあなただけなのです。その象徴としての扇です。

能の稽古は一〇年、二〇年はただ師匠の真似をするところから始めます。しかし、数十年経《た》ってもそのままの状態は「無主風《むしゅふう》」、すなわち主体がない風体として嫌われます。この「主」はあなたの「心《しん》」につながるものです。

稽古を通じて、あなたの中の「古《こ》＝心《しん》＝主」を見つけてください。

エクササイズの使い方

いままで呼吸のエクササイズをほとんどしたことのない方は、この本に載っているエクササイズの順番どおりにやっていただくのが効果的です。

しかし、独学の場合、最初からやっていると飽きてしまうことも多いので、エクササイズ全体をごらんになって、気になるエクササイズがあれば、そこからやってもかまいません。

かつて呼吸のエクササイズをされたことがある方で、すでに修得しているエクササイズがある場合は飛ばして結構ですが、やり方や考え方がご自身の修得されたものと少し違う場合もありますので、一度ざっとお読みください。

ひとつひとつのエクササイズが完全にできてから次に進もうとするのはお勧めで

きません。一日ひとつでもいいですから、まずはすべてのエクササイズを行なってみましょう。すべてのエクササイズがつながっていることに気づくでしょう。

そして、慣れてきたら自分でアレンジして、すべての要素が入るエクササイズを作ってもいいでしょう。

では、エクササイズを始めましょう。

「軸」を感じて立つ

基本姿勢

大地にすっくと立つ姿勢を覚える

最初に、これからのエクササイズのための基本の姿勢を身につけましょう。

「立（）」という漢字は両手を広げて地に足をつけてしっかりと立っている姿を表わし、「大」の上に天空を表わす「一」をつけると、今度は「天」という漢字が出来上がります。そして天の下、そして地の上に両手を広げて立つ漢字は、かつて「王」を表わしました。

大地にすっくと立つ姿勢、「立」の姿が基本姿勢です。では、一緒に基本姿勢を作っていきましょう。

基本姿勢　スカイフックで立ち、丹田《たんでん》を感じる

足を軽く開いて立ちます。足の幅は肩幅よりやや狭いくらいがいいでしょう。ちょうど股関節の幅です。膝がロックしないように、膝の裏をちょっとゆるめます。足の裏に意識を向けます。足と床とがどんなふうに接触しているかに注意を向けてください。最初は足を動かさず、あなたの体重が右足と左足にどんなふうに配分されているかを感じます。前後左右、どこに自分の重心があるのかを感じます。足と床との関係はどうでしょうか。足裏は床をしっかりと受け入れていますか。

次に足首の感覚に意識を向けます。どこかに緊張しているところはありますか。ふくらはぎやすねの感覚はどうでしょうか。どこかに緊張を感じますか。

では、両足や体全体をちょっと動かしたり、揺すったりしながら、それによって足と床との関係がどのように変化するかを感じてみてください。足や体全体を動かすことによって床と足との関係も変化するのを感じます。あなたにとって最もいい

バランスはどんな状態のときでしょうか。万人共通の正解はありません。ゆっくりと足や体全体を動かしながら、それを探求してみます。「ここだな」と思うところが見つかったら、静かに動きを止めていきます。

静かに床の上に止まったら、今度は頭の上にフックがついていて、それで天から吊《つ》られている姿をイメージします。これを「スカイフック」と呼びます。スカイフックがうまくイメージできない場合は、舌で頭部を持ち上げるようなつもりで、舌を上あごにつけ、上に向かって押しつけるとふっと浮いたような感じを得ることができます。

スカイフックがイメージできたら、軽く膝を曲げます。両足裏で床を押し、それと同時に膝を元に戻します。そのときしっかりと床を両足で押していると、足裏で押した力がパリントニシティ（二方向性の原理）によって頭頂まで伝わるのを感じます。これを何度か繰り返します。

やがて、足裏から頭頂につながる軸を感じるようになります。軸を感じたら動きを止めます。体の真ん中を通る芯としての「軸」、下への力、そして上に伸びる方

基本姿勢
スカイフックで立ち、丹田を感じる

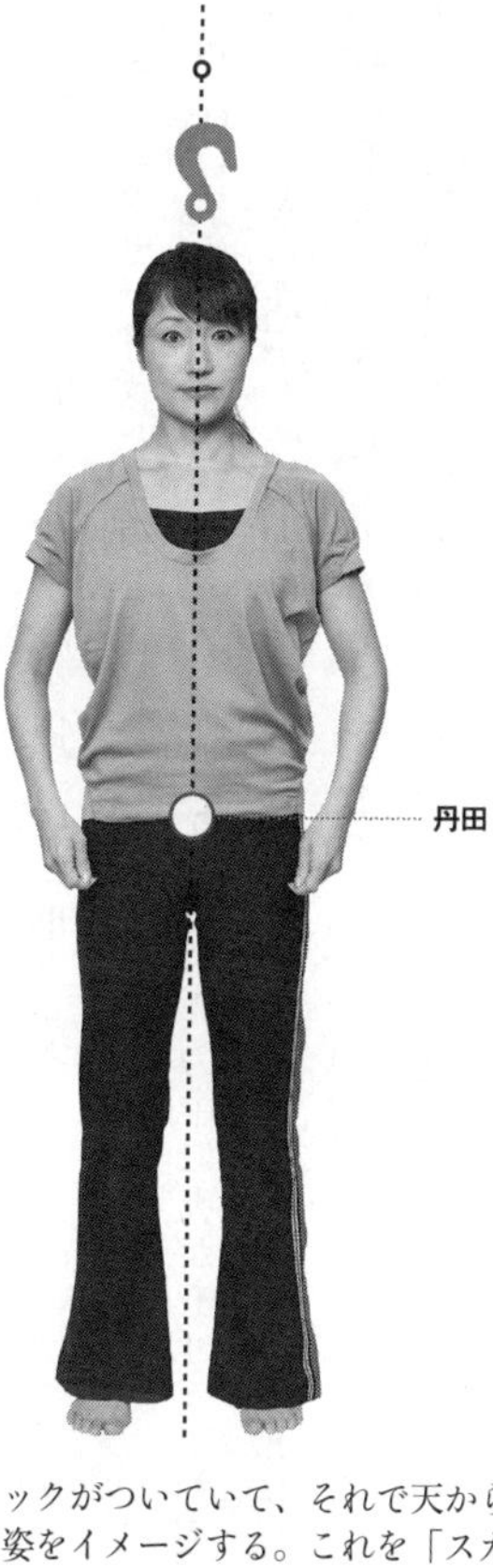

頭の上にフックがついていて、それで天から吊られている姿をイメージする。これを「スカイフック」と呼ぶ。次に、軽く膝を曲げ、両足裏で床を押し、それと同時に膝を元に戻す。足裏から頭頂につながる軸を感じるようになり、体の真ん中に丹田があるのを感じる

向性、その真ん中に丹田《たんでん》があるのを感じます。

エクササイズ1　「月を抱くエクササイズ」で立つ姿勢を完成させる

「立つ」姿勢を完成させ、陰陽《いんよう》を体の中に取り込むエクササイズです。

このエクササイズは能楽観世《かんぜ》流、津村禮次郎《つむられいじろう》師から教わりました。

東洋には天人相感という考え方があります。人の中に天があり、また天の中に人がいて、天の秩序と一個人の秩序とは相感するというものです。本来は見えない天の秩序を見えるようにしたものを「天文《てんもん》」といい、人間のそれを「人文《じんもん》」といいます。天文を自分の中に取り込むことによって自分と天とを一体化させ、また天と一体化した自分が舞い謡うことによって天をも変化させてしまうことができるという考えです。殷《いん》の湯王《とうおう》が雨乞《ご》いに舞った桑林の舞（50ページ）などはその代表ですし、また能の舞にもそれを見ることができます。この「月を抱く」というのも、天を自分の中に入れるつもりで行なってみましょう。

エクササイズ1
「月を抱くエクササイズ」で立つ姿勢を完成させる

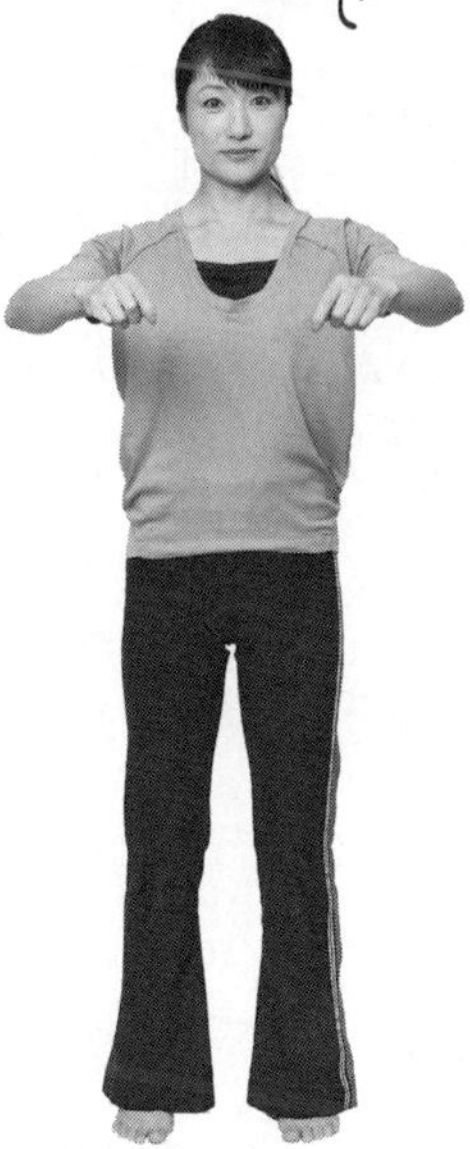

両手で円を作る

スカイフックの基本姿勢で立ち両手で月を抱くイメージを持って、体の前で大きな円を作る

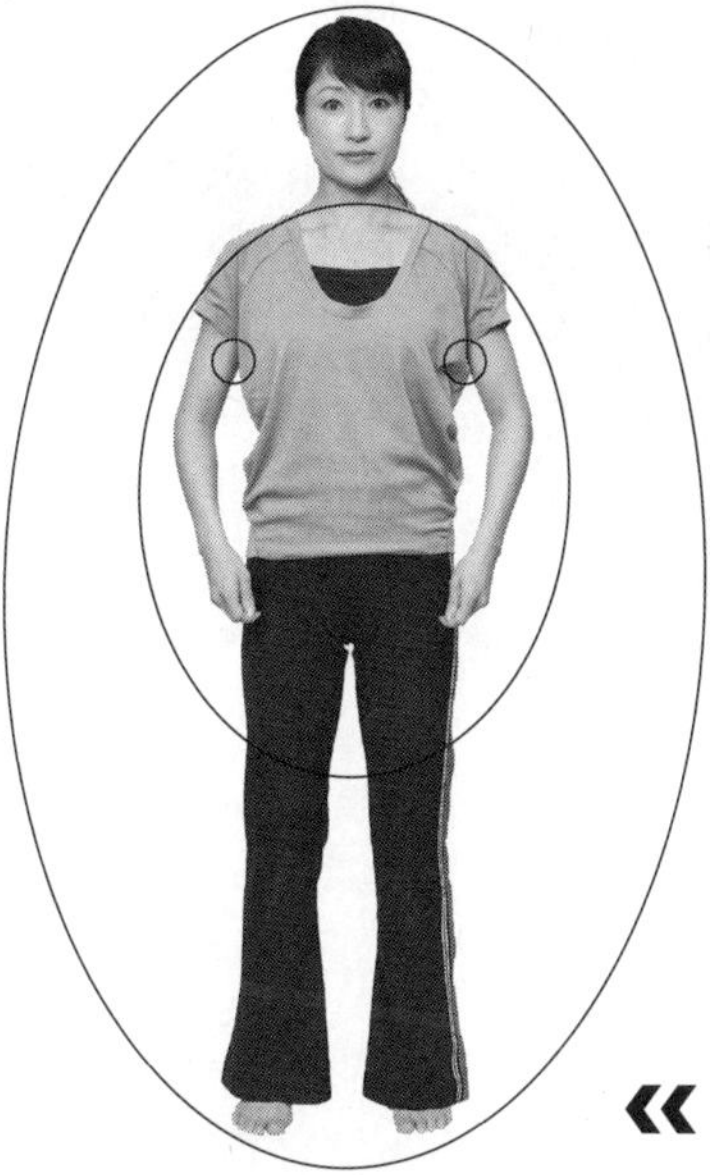

両腕を下ろす

月を体の中に入れるつもりで、ゆっくり体に近づけ、止める

1 スカイフックの基本姿勢で立つ

2 両手で月を抱くようなイメージを持って、体の前で大きな円を作る

3 その月を体の中に入れるようなつもりで、ゆっくり体に近づけてきて、両腕が腿《もも》につくくらいで止める

この姿が完成すると、まず体の前にひとつの「気」の玉ができるので、それをイメージします。そして、わきの下にも小さな「気」の玉があり、さらに体全体が大きな「気」の玉の中にいることもイメージしてみましょう。

4 後頭部を意識する

後頭部を意識します。意識しにくい場合は、後頭部をちょっと触ってみます。

不安をエネルギーに変える基本

呼吸

すべては呼吸に始まり、呼吸に終わる

不安や恐怖を鎮め、ストレスを行動エネルギーに変換するのに信長は舞歌を使いましたが、その基本にあるのは反復律動性《はんぷくりつどうせい》の呼吸です。声や動きも呼吸がベースになっています。

息は「生《い》き＝活《い》き」に通じます。すべては呼吸に始まり、呼吸に終わるといっても過言ではありません。最初に呼吸をしっかりと練習しましょう。

基本練習　呼吸を観察する

姿勢は立つ、座る、横になる。何でもかまいません。このエクササイズはいつでもどこでもできるので、ちょっと時間があったらやってみてください。

いましている呼吸に意識を向けます。特別な呼吸をしようとせずに、ただ空気が体内に入り、体内から出ていくのを感じます。鼻や口から息が入り、そして喉や気管を通る感じを体感します。

胸やお腹《なか》が空気を受け入れるためにちょっと膨《ふく》らむのを感じます。そのふくらみがだんだん大きくなります。胸郭《きょうかく》の中にある肺が膨らんで息が入り、また、胸郭の下にある横隔膜《おうかくまく》が下がって、下にある内臓を押してお腹が膨らみます。151ページの図を見て、そのメカニズムもイメージしながら呼吸を続けます。

息が体のさまざまな部位に入っていくのをイメージします。息は胸、お腹を通り、骨盤に入ります。息を吸うとともに骨盤の底、肛門や会陰《えいん》部が押されるのを感じます。その息はさらに下に行きます。骨盤を通った息は腿の中を通り、下肢を通り、足裏にまで到達します。息を吸い込むと足がちょっと膨らみ、吐き出すと少し縮むのを感じます。

次は息をあなたの手に入れます。吸い込んだ息があなたの肩、腕を通って手、さらには指先にまで行きます。息を吸うと手のひらがちょっと開き、吐くと閉じるのを感じます。

次はあなたの体の緊張している部分を見つけます。そこに息を入れてみましょう。まず、体の緊張している部分に息を入れていきます。その部分がちょっと膨らむのを感じます。そして息を吐くと同時に、緊張も出て行きます。その部位でこの呼吸を何度か繰り返します。

最後にお腹（丹田《たんでん》）で呼吸をしましょう。体中の息をすべて出し切るつもりで息を吐き出します。お腹（丹田）を中心に、上は頭頂から吐き出し、下は足裏から吐き出します。次は息を吸います。上は頭頂から、下は足裏から息を吸い、それをお腹（丹田）に集めます。これを気持ちが落ち着くまで行ないます。
最後に大きな伸びをします。

エクササイズ2 「ストロー呼吸」で緊張をコントロールする

緊張してしまってどうにかしたいが、本番前で時間がない。そんなときに役に立つのが、これから紹介するストロー呼吸と次に紹介する腕回し呼吸です。緊張で浅くなった呼吸を深い呼吸に変えます。

普段から少しずつ練習をしておくことによって、短時間で呼吸を深くすることができるようになります。

1 ストローを使って息を吐く

息を吐くときにストローを使います。深呼吸を意識する必要はなく、ゆっくりと吐きます。

エクササイズ2
「ストロー呼吸」で緊張をコントロールする

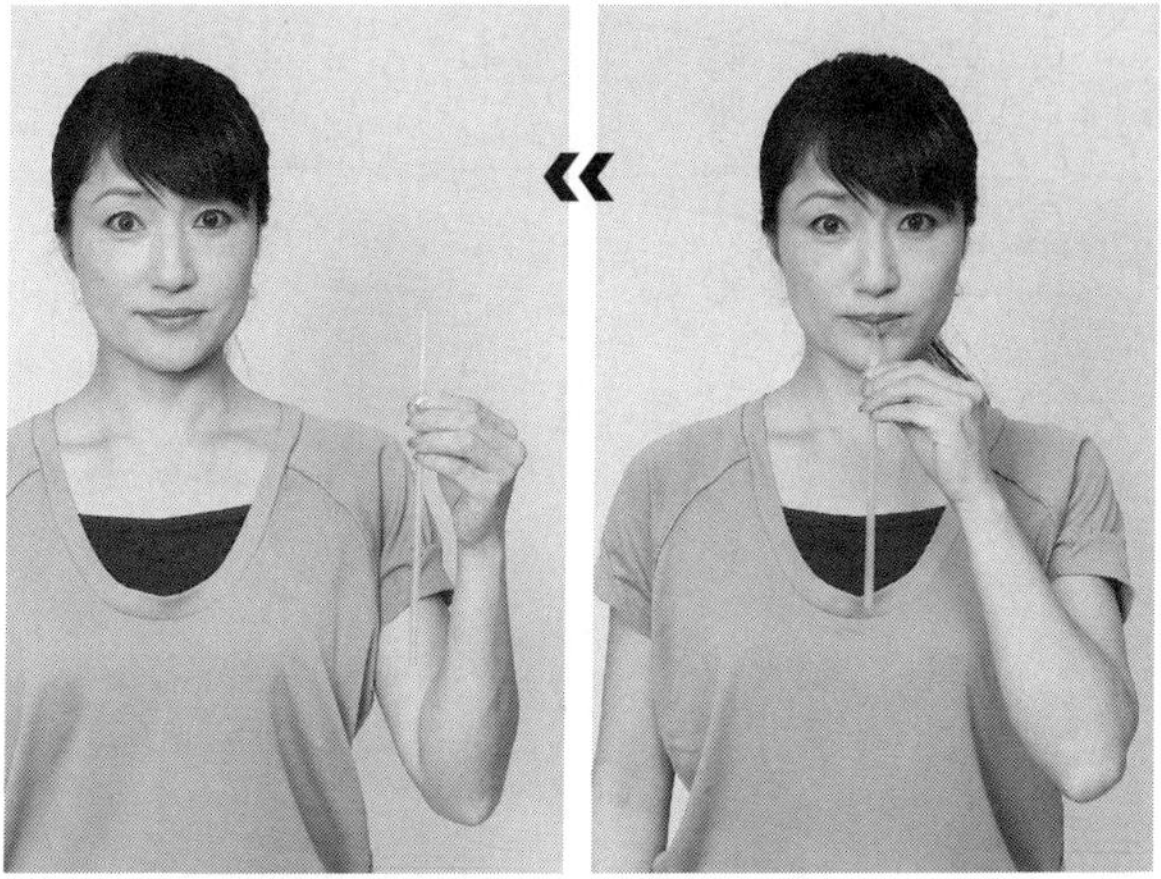

1 ストローを使って息を吐く

2 ストローを外して鼻から息を吸う

2 鼻から息を吸う

吸うときにはストローを外して鼻から吸います。

3 繰り返す

これを三分間行ないます。終わったあとに普通の呼吸に戻ると、呼吸が深くなっているのを感じるでしょう。

4 ヴァーチャル・ストロー呼吸をする

ストロー呼吸を三日間行なったら今度はストローを使わずに、ヴァーチャル・ストロー呼吸を行ないます。ストローがあるようなつもりで口をすぼめて息を吐き、吸うときは口を閉じて鼻から吸います。ストローで呼吸をしているときのことをしっかりとイメージすることが大切です。

慣れてくるとストローを使ったのと同じくらい深い呼吸ができるようになりま

す。本番前などで深呼吸がうまくできないときなどに役に立ちます。

エクササイズ3　「腕回し呼吸」で深い呼吸をつくる

1　内回し

腕の付け根が肺をマッサージしているようなイメージを持ちながら、腕を外から内へ（前のほうに）、肩が上がらないように肘《ひじ》から一〇回、回します。

2　外回し

次は後ろ方向へ外回し。こちらは一五回。やはり腕の付け根が肺をマッサージしているようなイメージを持ちながら行ないます。

片腕ずつ行ないます。腕回しをしたあと深呼吸をしてみてください。する前に比べて格段に深い呼吸になっているのを感じるでしょう。

エクササイズ3
「腕回し呼吸」で深い呼吸をつくる

内回し ≪ 外回し

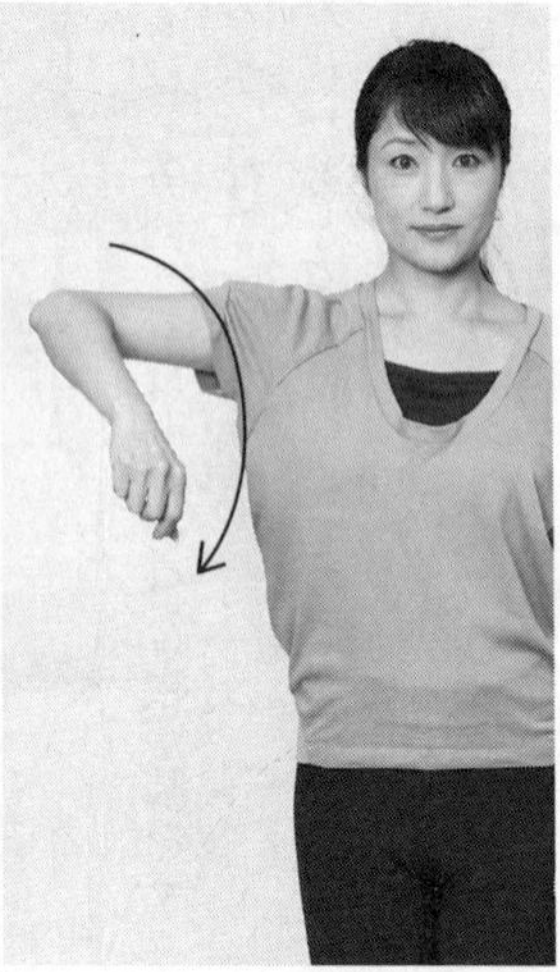

1 腕を前方へ10回、内回し

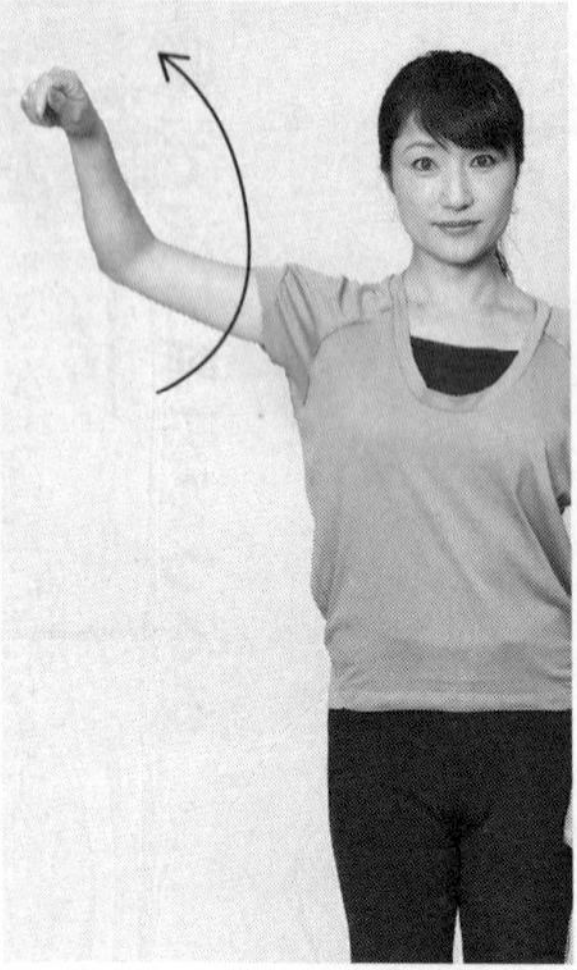

2 腕を後方へ15回、外回し

エクササイズ4　反復律動性を生む「かかと呼吸」

125ページでお話しした「かかと呼吸」の練習をします。

目標は丹田を使った、反復律動性の呼吸ができるようになることです。丹田はおへその下、二寸半から三寸ほどの位置にあるといわれていますが、丹田呼吸を行なうには、丹田よりももっと下の足裏を意識して行なうと、より容易に丹田感覚をつかむことができるようになります。

かかと呼吸では、足の裏から息を吐いたり、吸ったりするイメージを持ちながら呼吸をします。これは「道」の思想を生んだ、道家《どうか》の古典である『荘子《そうじ》』に初めて現われ、白隠禅師が『夜船閑話《やせんかんな》』で紹介して、日本でも広く知られるようになりました。

また、同じ『荘子』にある「三《さん》呼《こ》一吸《いっきゅう》法」を使うことによってリズムが生まれ、反復律動性の呼吸が可能になります。2章でお話ししたように、『荘子』には呼吸の方法として「吹《すい》・呴《く》・呼《こ》・吸《きゅう》して、故《ふる》きを吐《は》き、新《あたら》しきを納《い》れ」（刻意《こくい》編）とあります。「吹・呴・呼・吸」の四字のうち三字、すなわち「吹」「呴」「呼」は息を吐くという意味です。体内にある古い空気を吐き出すのに三字を使い、そして「吸う」は一字だけだということに注目しましょう。三息使って古いものを吐き、そしてひと呼吸で新しい空気を吸う。「三呼一吸法」、反復律動性呼吸の特色である呼気の重視、それが荘子の呼吸法の基本なのです。

呼気《こき》の最初の「吹」は昔の漢字では「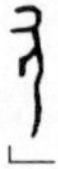」と書きます。「欠」は欠伸をあくびと読むように、大きな口を開けることです。口を大きく開けて、大きな息を吐く、これが「吹」の意味です。次の「呴」は、「呴嘘《くきょ》（静かに息をする）」という語があるように、ふっと静かに息をふきかけるように、静かに息をすることをいいます。「吹」とは対照的な呼気です。

最後の「呼」の右側の「乎」は「ああ」という感嘆詞として詩などによく使われます。この字は昔は「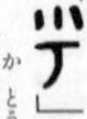」と書かれ、あるいは板の上に鳴子《なるこ》を載せた形（白川静氏説）とも、浮草の形（加藤常賢《かとうじょうけん》氏説）ともいわれていますが、どちらであっても

ともに神を呼ぶという意味があります。神を呼び、祈るときには、強い特殊な声を使います（3章参照）。そのような声を出すための息が「呼」です。そのような声は遠くにいる人にも届きますから、これが「呼ぶ」という意味になりました。

具体的には次のように行ないます。

・吹（ハー！＝あくびのように口を大きく開けて息を吐く）
・呴（フー＝静かに息を吹きかけるようなつもりで吐く）
・呼（ハッ！＝最後に体中の息をすべて吐き出すようなつもりで大きく吐く）

また、前述したように『荘子』の文は「熊経鳥申《ゆうけいちょうしん》して寿《じゅ》を為《おさ》むるのみ」と続きます。「熊経鳥申」は呼吸をする姿です。「熊経」は、熊が立ち上がるときのように「首筋・背筋をまっすぐに立てること」で（赤塚忠《あかつかきよし》氏説）、「鳥申」は、「（息を吸うときに緩めている膝を伸ばしつつ）鳥が羽を広げるように胸郭やわきの下を開く動作」を表わします。

反復律動性の呼吸に、深層の動きを伴った型が組み合わさると、その効用はより高まります。呼吸に合わせて「熊経鳥申《ゆうけいちょうしん》」の動きを行ないましょう。正しい姿勢で足裏からの呼吸をする、それが「かかと呼吸」の基本です。

最初はやや大きな息を使って「かかと呼吸」のエクササイズをしますが、最終的には自分で息をしていることとすら忘れるほどの幽《かす》かな呼吸になるのが目標です。自分で息をしていることとすら忘れながらも、しかし「かかと呼吸」という非常に深い呼吸をしている、「かかと呼吸」が無意識の底に流れるようになる、それが目標です。

また、このかかと呼吸だけでも十分反復律動性の呼吸はできるのですが、さらにすり足を使った歩行の動きをつけるとその効果が上がります。すり足をしながらの呼吸についてはのちほど紹介しましょう。

なお、このエクササイズは『荘子』の「大宗師《だいそうし》」編と「刻意《こくい》」編の記述をもとに構成しました。

1　基本姿勢（191ページ）で立つ

呼吸は横隔膜を意識した呼吸で行ないます。

2　足の裏から息を吐く

息を吐くと同時に軽く膝を曲げます。このときわきの下の「気」の玉がちょっと小さくなり、お腹《なか》もへこみます。

3　足の裏から息を吸う

息を吸うと膝は伸び、わきの下の「気」の玉が膨らみます。鳥が羽ばたくようなイメージで両手を広げます。お腹はちょっと膨らみます。

4　繰り返す

5　馴れてきたら「三呼一吸法」で行なう

体の動きはいままでのものをキープしながら三呼一吸法で行ないます。息を吐くときに三呼法を使います。すなわち、

・吹（ハー！＝口を大きく開けて強く息を吐く）
・呴（フー＝静かに息を吹きかけるようなつもりで吐く）
・呼（ハッ！＝最後に体中の息をすべて吐き出すようなつもりで大きく吐く）

息を吸うときは一息です。自然に空気が入ってきます。

上下する体や息の中心が下腹、すなわち丹田にあるのをイメージしながら行ないます。

6　何度か行なった後、足の裏や自分の姿勢に注意を向けてみる

そのままの姿勢で歩こうとすると、歩き出せないほど足裏が床にぴったりついているのを感じるでしょう。

7　何日かやったら、呼吸を小さくしていき、動きも小さくしていく

エクササイズ4
反復律動性を生む「かかと呼吸」

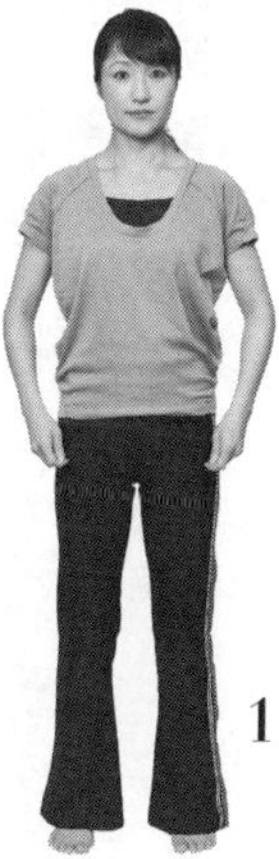

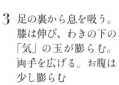

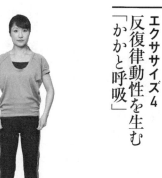

1　基本姿勢で立つ。呼吸は横隔膜を意識する

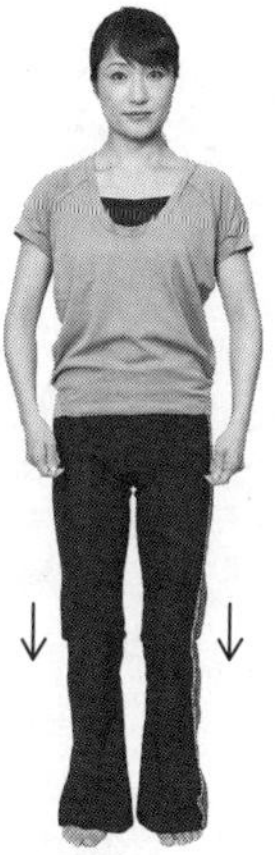

2　足の裏から息を吐く。同時に軽く膝を曲げる。お腹もへこむ

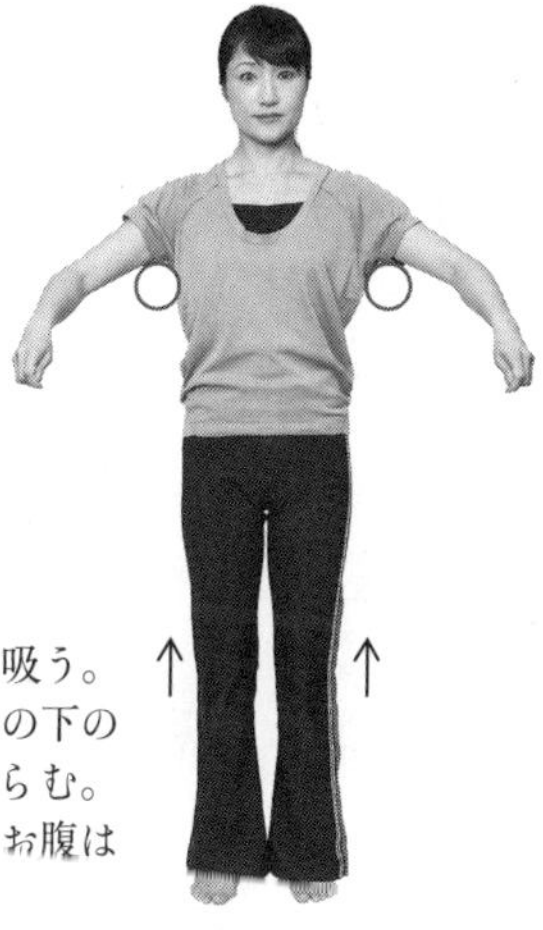

3　足の裏から息を吸う。膝は伸び、わきの下の「気」の玉が膨らむ。両手を広げる。お腹は少し膨らむ

呼吸をしているのか、いないのかがわからなくなるまで小さくして行ないます。

ストレスをコントロールする「数息観《すそくかん》」

数息観《すそくかん》は、これまでにも述べたように彭祖《ほうそ》や蘇東坡《そとうば》の方法を白隠禅師が紹介したものが最初で、現行のものはそれをさらに簡略化したものです。現在では禅の呼吸法のひとつと思われていますが、白隠が紹介したのは彭祖や蘇東坡の呼吸法です。最初に基本の数息観を練習し、次いで彭祖と蘇東坡の方法も練習しましょう。

エクササイズ5　数息観

1　姿勢は立位、座位、臥位どれでもいい。目は半眼《はんがん》がいい

目は半眼で行ないます。目をつぶって数息観を行なうとよく眠ってしまいます。不眠気味の方は目を閉じて行ない、そのまま睡眠に入ってもいいでしょう。

2　息を「吐いて吸う」を一呼吸として呼吸を数える

吐きながら「ひとー」、吸って「つ」、吐きながら「ふたー」、吸って「つ」と数えていきます。呼吸は足裏呼吸で行ないます。

3　呼吸の数を一〇まで数える

最初は「一」から「一〇」まで数えます。途中でわからなくなったら最初からやり直します。

4　一〇までできるようになったら、次は逆順にトライ

5　心を左の手のひらに置いて数息観を行なう

（241ページ・エクササイズ11参照）

6　彭祖《ほうそ》と蘇東坡《そとうば》の方法にもトライしてみる（129ページ参照）

うつ病の白隠禅師を助けた「内観の秘法」

お話ししてきたように、白隠禅師が、いまで言う「うつ病」にかかったときに彼を助けたのがこの内観の法と軟酥《なんそ》の法です。軟酥の法は本書の範囲を超えますので別書に譲ります。

この内観の法は臍輪気海《さいりんきかい》、丹田腰脚《たんでんようきゃく》、そして足心《そくしん》に「元気」を充実させる呼吸法です。反復律動性の呼吸とイメージ療法とを組み合わせた呼吸法で、いまから三〇〇年ほど前の日本でこのような呼吸法が紹介されていたというのは驚きです。

この内観の法は、毎日繰り返すことによって心の深層に働きかけます。

エクササイズ6　内観の法

1　眠りにつく前に、横になって行なう

不安やストレスが大きい場合は、最初に数息観を行ないます。目は半眼で。努力しないで開けていられる程度にうっすらと目を開けて行ないます。

2　両脚を伸ばし、丹田を意識しながらかかと呼吸を行なう

体中の「元気」を丹田、腰や腿、下肢、そして足裏にまで満たすことを意識しながら、かかと呼吸を行ないます。

3　かかと呼吸を繰り返しながら次の言葉を繰り返す

・我《わ》が此《こ》の気海丹田《きかいたんでん》、総《まさ》に是《こ》れ我《わ》が本来の面目《めんぼく》。面目なんの鼻孔《びこう》かある。

（私のこの気海丹田は、まったく偽らない自己本来の姿である。自己本来の姿、すなわち面目には鼻の穴なんかなくても本来の「元気」はどこからでも通ってくる）

・我が此の気海丹田、総に是れ我が本分《ほんぶん》の家郷《かきょう》。家郷なんの消息《しょうそく》かある。

（私のこの気海丹田は、これこそわがふるさとの家だ。自分が安心して託すことができる場所だ。それはすでに自分の中に存在しているのだから、なんの消息があろうか）

・我が此の気海丹田、総に是れ我が唯心《ゆいしん》の浄土《じょうど》。浄土何の荘厳《そうごん》かある。

（私のこの気海丹田は、まさに浄土そのものだ。浄土とはほかでもない、我が心のうちにある。煩悩即菩提《ぼんのうそくぼだい》だ。自分自身が浄土なんだから、何をいまさら荘厳に飾り立てる必要があろうか。汚いこの身でもそのまま浄土である）

・我が此の気海丹田、総に是れ我が己心《こしん》の弥陀《みだ》。弥陀何の法をか説く。

（私のこの気海丹田は、まさに我が心の阿弥陀仏だ。すなわち自分自身が阿弥陀仏なのだ。自分が阿弥陀なのに、いまさら阿弥陀の説く法などを聞く必要はあるまい）

4 これを繰り返し、繰り返し、イメージする

眠くなったら、そのまま眠ってしまってもいいでしょう。不眠で眠れない人は、

エクササイズ6 内観の法

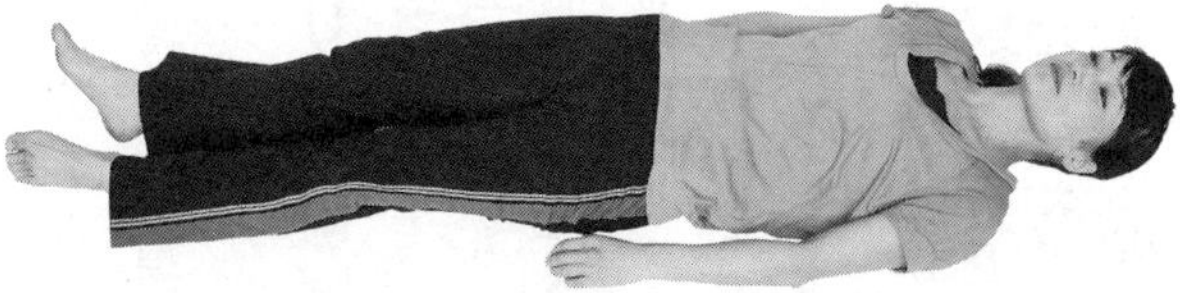

1 眠りにつく前に、横になって行なう。目は半眼で

2 両脚を伸ばし、丹田を意識しながらかかと呼吸を行なう

3 かかと呼吸を繰り返しながら次の言葉を繰り返す

・我が此の気海丹田、総に是れ我が本来の面目。面目なんの鼻孔かある。
・我が此の気海丹田、総に是れ我が本分の家郷。家郷なんの消息かある。
・我が此の気海丹田、総に是れ我が唯心の浄土。浄土何の荘厳かある。
・我が此の気海丹田、総に是れ我が已心の弥陀。弥陀何の法をか説く。

4 繰り返しイメージする

いい修行のチャンスだと思って、朝までやりましょう。
白隠は五日、七日、二週間、三週間で、病気は消えるといっています。

エクササイズ7 「すり足呼吸」で最高のパフォーマンスを引き出す

能の舞《まい》はただ人に見せるためのものではありません。地に足がついて、ゆったりとした能の動きは「歩く禅《ぜん》」、「動禅」ともいわれています。動きが反復律動性の呼吸に効果的なことはすでに述べました。

そして、それを実現するのがすり足なのです。すり足を練習し、さらには呼吸に合わせて、すり足をしてみましょう。基本的には左足から出ます。

1 かかと呼吸をして、足裏が床にぴったりついているのを感じる
かかと呼吸を何度かすると足裏が床にぴったりついているのを感じます。動こうと思っても、動けない、そんな感じがつかめるまで、かかと呼吸を続けます。

2　支える足（右足）で床をつかむ

両足が床にしっかり接触しているのを感じたら、支えるほうの足（右足）にやや重心をかけ（体が傾くほどはダメ）、その右足の指で床をしっかりつかみます。

3　反対の足（左足）を一歩出す

反対側の足（左足）で床をするように、ちょうど一足分、前に出します。このときに意識するのは股関節です。大腰筋《だいようきん》を幽《かす》かに収縮させて、足を一歩前に出します。

4　爪先が上がる

上半身が動かずに足が出ると、出した足の関節である距骨《きょこつ》（内と外のくるぶしあたりをイメージするといい）が支点となって爪先が自然にちょっと上がります。

エクササイズ7
最高のパフォーマンスを引き出す「すり足呼吸」

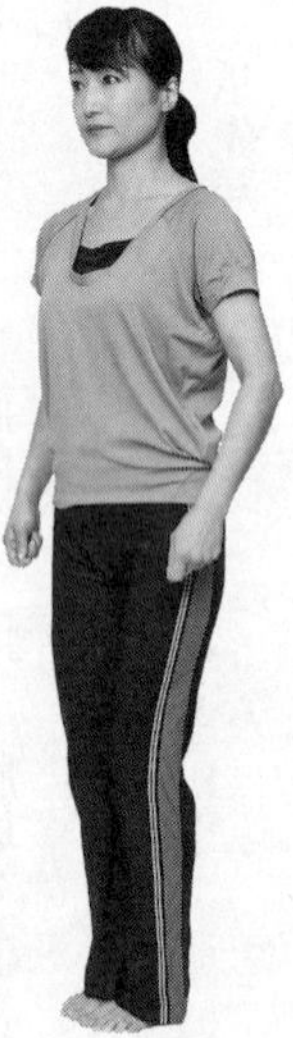

1 かかと呼吸をして、足裏が床にぴったりついているのを感じる

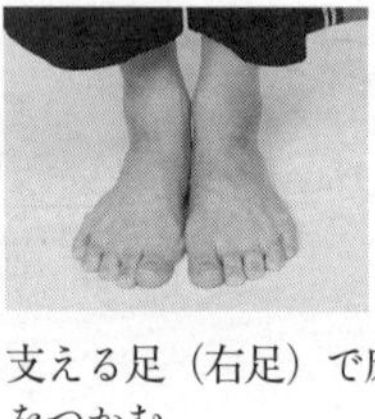

2 支える足（右足）で床をつかむ

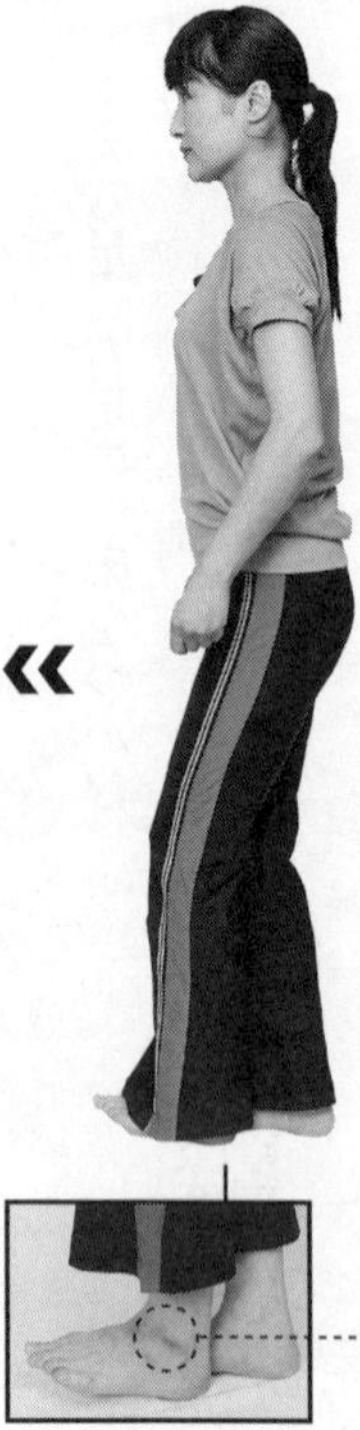

3 反対の足（左足）を一歩出す

4 くるぶしあたりの距骨が支点となり爪先が上がる

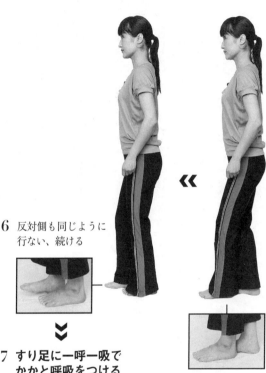

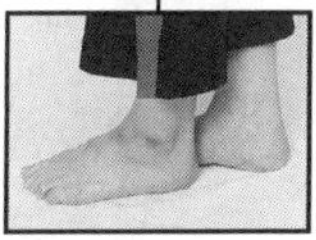

5 距骨を支点にして爪先を下ろす

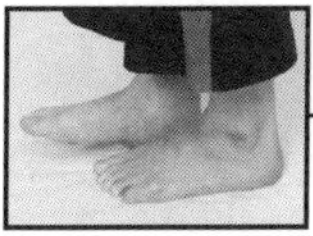

6 反対側も同じように行ない、続ける

7 すり足に一呼一吸でかかと呼吸をつける

爪先が上がるまでの間、ゆっくりと息を吸い、爪先を下ろすと同時に息を「吐き」、そのままじっくりと足の指で床をつかむ

5 爪先を下ろす

距骨を支点にして爪先を下ろします。

6 反対側も同じように行ない、続ける

7 呼吸もつける

すり足にかかと呼吸をつけます。すり足のかかと呼吸は三呼一吸ではなく一呼一吸で行ないます。また、今度は「吸う」が先になります。足を出して、爪先が上がるまでの間、ゆっくりと息を吸います。そして、爪先を下ろすと同時に息を「吐き」、そのままじっくりと足の指で床をつかみます。次にまた息を吸いながら、反対側の足を出していきます。静かな音楽などをかけて自由に行なってください。

ストレスを大きなエネルギーに変換

発声

声を出し、信長の呼吸法を実践する

「声」のエクササイズは、呼吸に静かに声をのせていく練習から始めます。呼吸と声との関係性を感じながら声を出します。弘法大師《こうぼうだいし》空海の創《はじ》めた真言密教《しんごんみっきょう》では、すべての言葉は「あ（阿＝A）」の一音に集約されると考えます。「あ（阿＝A）」の音を出しながら宇宙万物の実相を観じる阿息観《あそくかん》や読経《どきょう》のエクササイズも紹介しましょう。

反復律動性の呼吸に声が加わると、ストレスを行動エネルギーに変換することができるようになります。本当は信長のように謡を謡うといいのですが、謡の発声は書籍では説明が難しいので、ここではそれに代わる方法をいくつか紹介します。特に「新聞紙破り」は深層の心身に到達する激烈な声を出すのに最適な練習です。ただストレスを発散するだけでなく、自分の深層に働きかけて、ストレスを行動エネルギーに変える力があります。「新聞紙破り」のあとにその声で読経のエクササイズを再び行なってみてください。

基本練習　呼吸に声をのせる

立ち姿勢か、座位で、かかと呼吸をします。かかと呼吸が安定するまで、しばらく呼吸に意識を集中します。体のどこかに緊張を感じたら、その部分に息を入れ、それがゆるんでくるのを感じます。このようにして体のさまざまな部分を探求してみてください。

今回は特に喉《のど》に意識を向けてみましょう。足の裏から吸った息を、喉を意識して吐き出すことによって、喉の緊張が取れてくるのを感じます。また喉に息を入れ、息を吐くと、喉の緊張がさらに取れ、喉が開いてくるのを感じます。これを何度か繰り返します。

徐々に自然な呼吸に戻します。足裏だけは頭の隅で意識をしつつ、しかしことさら特別な呼吸をしようとせずに、自然な呼吸に戻していきます。自然な呼吸が、周囲の空気も取り込んで、あなた自身がいまいる環境のちょうど真ん中で、ゆったりと呼吸をしているのを感じます。

聞こえる音にも意識を向けてみます。耳に入ってくるさまざまな音を、ひとつの音楽として聞いてみましょう。ひょっとしたらすごい雑音かもしれません。それを現代音楽の不協和音のように感じてみます。

呼吸が整い、声を出す準備ができたら、口を軽く開きます。息を吐き出すときに音を出していきます。どんな音でもかまいません。自然に出てくる音を見つけて、それを息にのせるようにして出します。もし、出す音が決まらない場合は、能の鼓《つづみ》の掛け声である「ヨー」と「ホー」を繰り返して出してもいいでしょう。息に声をのせて出していくと、それにつれて喉がさらに開いてくるのを感じます。また、不安やストレスも息とともに外に出て行くのを感じます。これを五分ほど繰り返します。

エクササイズ8　聖なる声を出す(1)——阿息観《あそくかん》

言葉には不思議な力があり、古人はこれを言霊《ことだま》と呼んで大切にしたことはお話ししました。せっかく呼吸にのせて出す大切な音です。聖なる言葉を選んで出してみましょう。

ここでは「阿息観《あそくかん》」と「読経」を紹介します。

真言密教には阿字観《あじかん》という瞑想法があり、その中に「阿息観」という呼吸を使った方法があります。

息がぴったり合うことを阿吽《あうん》の呼吸ともいいます。お寺や神社には狛犬《こまいぬ》がありますが、あのひとつが「阿（口をあけているほう）」で、もうひとつが「吽（口を閉じているほう）」になっています。「阿」は五十音の最初の音である「あ」で、「吽」は最後の「ん」です。「あ」から「ん」の中には、すべての音が入っています。五十音です。この五十音の中の音を使えればすべての現象、全宇宙を表現することができます。ですから狛犬と狛犬の間には全宇宙があるといえるのです。たったふたつの犬が全宇宙を包括してしまう。すごい！

これをさらに微分していけば、すべての音は「阿《あ》」から生まれたと考えることができます。「吽」も「阿」から生まれたのです。すべての音を「阿」の一字に集約することができるとすれば、「阿」の中にはすべての現象が含まれ、そしてすべての現象は「阿」から生じるということができるのです。

「阿息観」とは、呼吸とともに「阿」と唱え、「阿」の中に含まれる万物の根源、生命の本源、一切の仏法を観じようというものです。

1　基本練習「呼吸に声をのせる」エクササイズ（224ページ）を始める

2　声を出す準備ができたら「阿《あ》」の音を呼吸にのせていく
阿の音が体の奥から出てきて、その音がずっと先まで届くのを感じます。声が途切れたら、今度は無音の「阿」の音が実相《じっそう》世界に入っていくのを感じます。

3　三回から五回ほど繰り返す

エクササイズ9　聖なる声を出す(2)――呼吸で読経する

経典《きょうてん》を呼吸に合わせて読んでいきます。

お経は、もともとはパーリ語やサンスクリット語で書かれたものを古代中国語である漢文に翻訳したものです。しかし翻訳といっても、意味が通じるだけではだめです。お経にはそれを読む功徳《くどく》もありますので、文字通り一字を翻訳するのにも驚異的な努力と試行錯誤を要します。

『法華経《ほけきょう》』や『阿弥陀経《あみだきょう》』を訳した鳩摩羅什《くまらじゅう》や『西遊記《さいゆうき》』で有名な玄奘三蔵《げんじょうさんぞう》など

の語学の天文学的な天才による翻訳は、それだけで手を合わせたくなります。お気に入りの経典を見つけ、それを読経するといいでしょう。

一呼吸一文字で行なう方法と、一呼吸一行の方法、そして一息で全部を読んでしまうという方法で行ないます。お経にはリズムがありますので、これを深い呼吸で行なえば、反復律動性の呼吸に声が加わります。短い経典から行なうといいでしょう。ここでは、白隠禅師が勧めた「延命十句観音経《えんめいじっくかんのんぎょう》」でエクササイズします。なお白隠には延命十句観音経によって起こった不思議なことを集めた『延命十句観音経霊験記』があります。

観世音（かーん・ぜー・おん）
南無仏（なー・むー・ぶつ）
与仏有因（よー・ぶーつ・うー・いーん）
与仏有縁（よー・ぶーつ・うー・えーん）
仏法僧縁（ぶっ・ぽう・そう・えーん）

常楽我浄（じょう・らーく・がー・じょう）
朝念観世音（ちょう・ねーん・かーん・ぜー・おん）
暮念観世音（ぼー・ねーん・かーん・ぜー・おん）
念念従心起（ねーん・ねーん・じゅう・しーん・きー）
念念不離心（ねーん・ねーん・ふー・りー・しん）

1 基本練習「呼吸に声をのせる」エクササイズ（224ページ）を始める

2 声を出す準備ができたら最初の音「観（かーん）」の音を呼吸にのせていく

3 同様に一呼吸一文字で最後まで行なう

4 次に一呼吸で一行読む

行によって文字数は違いますが、リズムは三呼一吸で、すなわち四拍子をキープして行ないます。

5　その次は、一息で全部を読んでみる

お経だけでなく謡の文句や短歌、あるいは『万葉集』から長歌《ちょうか》などをこのリズムで謡ってもいいですし、『詩経《しきょう》』の詩を音《おん》で謡ってもいいでしょう。

自分の何かが変わる声

ストレスを行動エネルギーに変える声は、普段の声とはまったく違います。激烈な響きを持ち、さらには心身の深層に届くようなノイズを伴う声です。それは自分を超える「声」であり、そしてスポーツ選手が最大筋力を出すために使うような声です。

そんな声を出すエクササイズとして新聞紙破りを紹介しますが、このエクササイズはある高校での謡の指導中に生まれました。

能の謡を謡わせようとしても高校生くらいになると、恥ずかしさもあってなかなか声が出ません。剣道部などのように普段から声を出しなれている生徒は、確かに音量としては大きい声が出るのですが、しかし胸や喉から出している声なので、自分を超えるような声にはならず、剣道自体にもあまり活用されていません。ましてや普通の生徒などはなおさらで、蚊の鳴くような小さな声しか出せません。

そんな高校生が、どうやったら大きな声、腹から響かせる激烈な声を出せるようになるかを考えていたときに、村上龍《むらかみりゅう》の小説『コインロッカー・ベイビーズ』を思い出しました。

『コインロッカー・ベイビーズ』には山根という少年（男）が出てきます。山根は素手《すで》で四人を殺したという男です。彼は中倉という男とともに、少年刑務所の独房に入れられているのですが、怒った山根は、素手で少年刑務所の壁を壊してしまいます。

素手でぶ厚い刑務所の壁を壊すのを見た中倉が「何年くらい修行したらあんたく

らいに強くなれるんだい？」と聞くのですが、山根は「壁を突き破るのは誰でもできる、あんなものは訓練要《い》らない」と言い、一枚の新聞紙を広げ、端を握って下げて、正拳《せいけん》突《づ》きで穴をあけてみろ、と中倉の前に差し出します。

バカにするな、と中倉は何度も試すのですがうまくいかない。新聞紙はパラリとめくれてしまうのです。中倉が十数回試したのち、山根が鳥のような気合《きあい》とともに突くと、新聞紙はほとんど揺れず拳《こぶし》大の穴がきれいにあきました。

さて、ここで「鳥のような気合」と表現されているこの声が、無意識に届く声であり、自分を超える声です。

山根の説明によれば、正拳突きの気合というのは、「全身全霊の力を拳に乗せると次の瞬間拳は板の向こう側にある、板を空気のようにすり抜けて拳は次の瞬間板の向こう側にある、と自分に言いきかす」ところにあり、「今までで一番せっぱつまった時を思い出して、失敗したら死ぬ覚悟で突いてみろ」と言います。

深い呼吸と声で、そこに鋭い集中が生じることによって、拡散しようとする無駄な力を一方向に集中させることができるのです。

そのような声を出すには、上下の横隔膜を一瞬、同時に振動させる必要がありま す。ですから深い呼吸が必要になります。呼吸のエクササイズをまだやっていない方は、そちらを先にすることをおすすめします。

2章に、謡の稽古で何度も自殺を思い留めることができた社長の話を書きましたが、この声の稽古で何かが変わったという子どもも少なくありません。その中には、声とは全然関係なく、足が速くなったという子もかなりいました。

さて、このエクササイズで練習する声ですが、村上龍は「鳥のような気合」と書いていますが、ここでは「激烈な声」を出したいので、大鼓《おおつづみ》の掛け声である「ハッ！」という声でいきます。

これは能楽大鼓方の大倉正之助《おおくらしょうのすけ》師からヒントをいただきました。

エクササイズ10 「新聞紙破り」で自分を超える声を出す

1 基本姿勢（191ページ）を取る

エクササイズ10
「新聞紙破り」で自分を超える声を出す

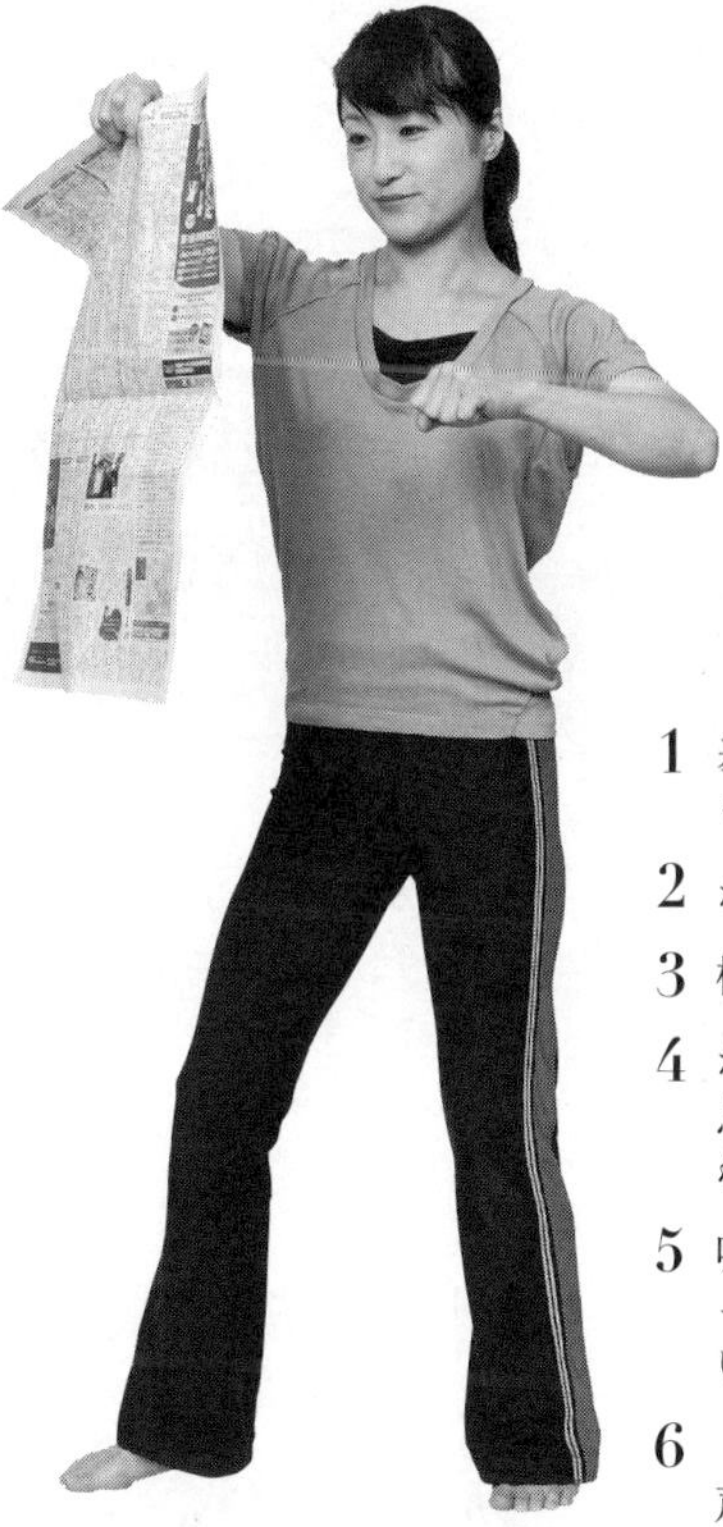

新聞紙の上端を、利き腕と反対の手でつかみ、自分の顔の前へ。体の力を抜き、自然に構える

1 基本姿勢（191ページ）を取る
2 かかと呼吸を何度かする
3 構える
4 かかと呼吸で息を吐き、息を吸う。丹田に力を入れ、肛門を引き締める
5 吸った息を一瞬お腹にぐっと溜める。「ンッ!」という声を出す
6 「ハッ!」という大きな声とともにこぶしで破る

2　かかと呼吸を何度かする

3　構える

新聞紙の上端を、利《き》き腕とは反対の手でつかみ、自分の顔の前あたりにぶら下げるように持ちます。体から力を抜き、パンチを出す利き腕を胸のあたりで自然に構えます。

4　かかと呼吸で一度大きく息を吐き、スッとすばやく息を吸う

息を吸ったとき、丹田（へそのすぐ下にある人体の重心）に力を入れ、肛門を引き締めます。

5　吸った息を一瞬お腹《なか》にぐっと溜《た》める

能の間合はお腹に息を溜めることによって取ります。これを「コミ」といいます

が、コミを取る練習では「ンッ！」や「ツ」とかいう声を出して行ないますので、このような声を出してもいいでしょう。

6　こぶしで破る

「ハッ！」という瞬時に爆発するような大きな声とともに息を吐き出しながら、新聞紙に向かってこぶしをまっすぐに突き出します。うまくいくと、ちょうどこぶしの形に穴が開き、手があちら側に突きぬけます。吐く息に勢いのある声をのせ、体の中の空気を一瞬で吐ききるつもりで行ないます。

慣れてきたら逆呼吸でも試してみましょう。「ツ、ハッ！」と大きな声を出したあと、息をスッと吸いながらこぶしで突きます。こちらのほうがうまくいくという人もいます。

自信が持てるようになるために

さて、「呼吸」と「声」のエクササイズをいくつか紹介してきましたが、ここでまとめとして、2章でお話ししました「心」を左の手のひらに置くというエクササイズをしてみたいと思います。

「私」は、さまざまな「私」の集合体です。「自分はこういう人間だ」と思っていても、自分のことをちょっと真面目に観察してみれば、そこにはさまざまな自分がいることに気づくはずです。

人といるときの自分と、ひとりでいるときの自分は違う自分です。また、人といるときでも相手によってまったく違う自分が出ています。恋人といるときの自分、親といるときの自分、上司といるときの自分、同僚といるときの自分、好きな人といるときの自分、嫌いな人といるときの自分、すべて違う自分です。このさまざまな自分を「サブ・パーソナリティ」と呼んだのはイタリアの精神科医であるロベルト・アサジョーリです。

意識的にどんなサブ・パーソナリティを出そうかと決めて行なっていることもありますが、しかしその多くはほとんど無意識で行なわれていて、むしろ私たち自身がサブ・パーソナリティに操られていると思うときすらあります。本当はしたいのに、そのことができなかったり、あるいはもうしたくないことをしてしまったりするのは、このサブ・パーソナリティに振り回されている状態です。

しかし、そんなふうに変わり続けるさまざまな自分（サブ・パーソナリティ）を体験しているのは誰だろうか、そしてそんなふうに変化している自分に気づいているのは誰だろうか、とアサジョーリは考えます。

彼はさまざまな変化するサブ・パーソナリティの中心にあって、変化を体験し、変化に気づく純粋な自己である「セルフ」の存在を仮定します。セルフは身体とも感覚とも、そしていわゆる精神内容とも違う純粋な意識です。

海に浮かぶブイをイメージしてみます。波が起こるたびに、ブイはあっちに揺られこっちに揺られしますが、ブイは波そのものではありません。波を体験している別の存在なのです。そして、確かに波に揺られて翻弄《ほんろう》されますが、しかしそれでもまた同じ場所に戻ってきます。このブイがセルフです。

さて、左の手のひらに置く「心」を、このセルフと考えてみます。

息とともに数を数えるという、とても単純な行為ですら私たちはなかなかうまくできません。たった一〇までも完全に集中しては数えられないかもしれません。さまざまな思いが去来し、普段よりも悩みは深くなるでしょう。

日常生活ではなるべく心が波立たないように、感情の海を氷結させています。数息観を始めると、氷結させていた感情の海が解凍を始め、思いの波が逆巻き、あなたはその波に翻弄されてしまうかもしれません。そんなときに左の手のひらに「心」であるセルフを置き、それとともにあることによって、その波に逆らわずに、しかし漂流はしない、そんな境地を体験できるでしょう。

エクササイズ11　心を左の手のひらに

1　法界定印《ほっかいじょういん》を組む

右手を開いて左足の膝の上に置き、その上に左手を開いて置きます。そして両手の親指の腹をつけます（右手をもって左の足の上に安んじ、左の掌《てのひら》を右の掌の上に安んじ、両手の大拇指の面《おもて》をもって相拄《ささえ》よ）。

2　左手の上に「心」が乗っているとイメージする

法界定印を組んだ左の手のひらに「心」が乗っているとイメージします。この「心」はここではすべての存在から離れて観察する主体「セルフ」と考えてもいいでしょう。

3　想念をサブ・パーソナリティとして観察する

このまま半眼か、目を閉じて呼吸を繰り返していると、さまざまな思考や感情、あるいは身体症状が湧き出してきます。これらはほとんどがサブ・パーソナリティが形を変えて現われたものです。現われてくるさまざまなことを左手の「心＝セルフ」が静かに観察します。

4　数息観をする

左の手のひらに「心＝セルフ」を置いて数息観をしてみましょう。何もしないときの数息観とどう違うでしょうか。

5　日常生活でも応用する

白雲和尚《はくうんおしょう》が、弟子や大衆、あるいは賓客《ひんきゃく》や集まりの席などで心を手のひらに置いて、自由自在の境地を得たように、日常生活のさまざまな場面でこの方法を使い、どんな状況でも自由にこの方法を使えるようにしましょう。

エクササイズ11
心を左の手のひらに

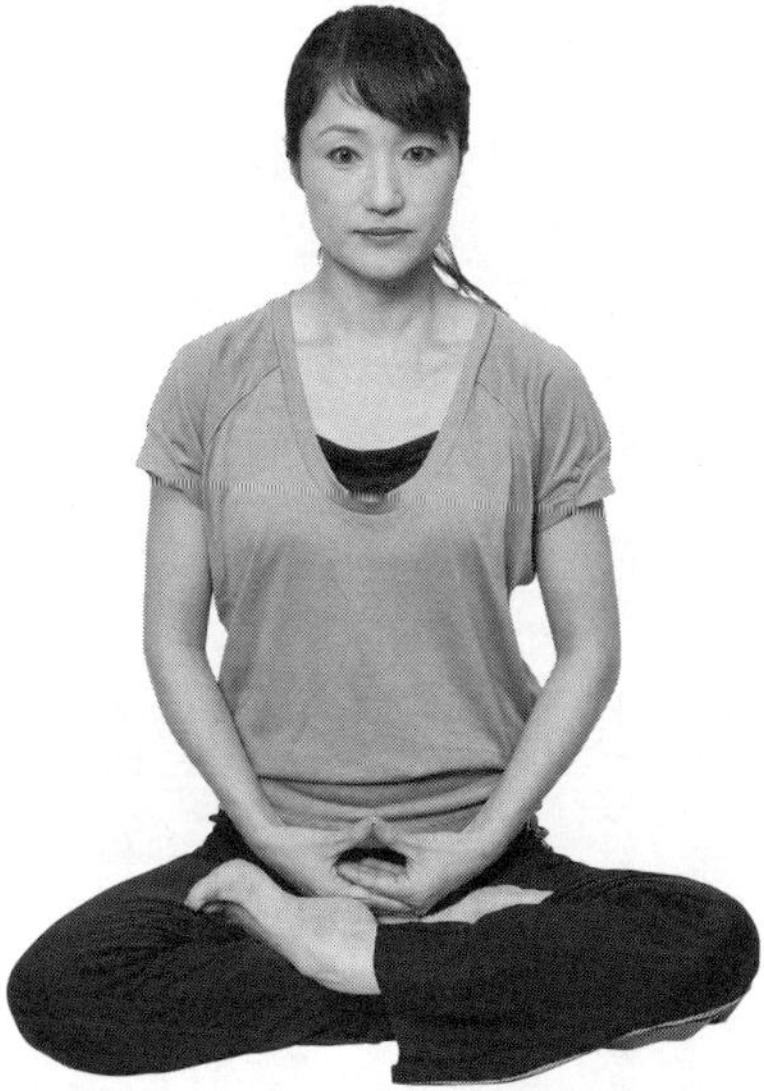

1 法界定印（ほっかいじょういん）を組む

2 左手の上に「心」が乗っているとイメージする

3 呼吸を繰り返していると現われる、さまざまな想念をサブ・パーソナリティとして観察する

4 左の手のひらに「心=セルフ」を置いて数息観をする

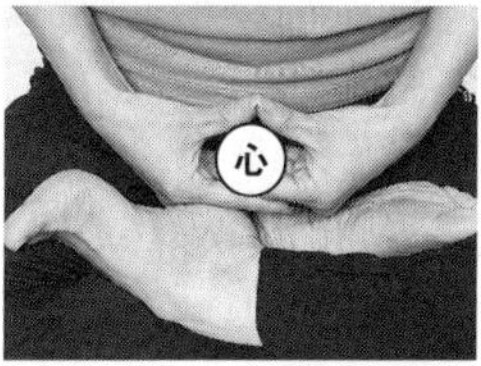

右手を開いて左足の膝の上に置き、その上に左手を開いて置く。そして両手の親指の腹をつける

おわりに

本書は祥伝社さんから出す三冊目の本です。テーマは「呼吸」ということで書きはじめたのですが、じつはなかなか進まず往生しました。

小児喘息《ぜんそく》だった時期があります。息は苦しいのですが、苦しんでいるようには見せたくはない。どうやったら楽そうに見えるか。そのころから呼吸というのは自分にとって重要なテーマになりました。

そして成人してから始めた能では、最初の稽古のときに「謡《うたい》はすべて覚えてくるように」と言われました。節やコトバは見ればわかる。稽古とは呼吸を学ぶことだ、と言われたのです。能は呼吸そのものの芸能です。謡だけでなく、拍子も型もすべて呼吸です。

ですから、呼吸については以前からさまざまなことを考え、そして調べてきました。そして書けば書くほど終わらなくなりました。

最初に書いた原稿の中心は空海の『声字実相義《しょうじじつそうぎ》』でした。内外の呼吸が響きとなり、そしてさらには音になり、記号となったときに、それは実相になるという空海の思想を身体的に読むというのが中心にあり、それにジャック・マイヨールのブラッドシフトと比叡山《ひえいざん》の堂入りとの関係が絡《から》まりあい、さらには奄美大島での体験やアイスランドでのことが交じりあい、収束できなくなってしまったのですが、「はじめに」に書いたように臨床心理士の友人の要請で急に方向を転換しました。

本書が出来上がるまでにさまざまな実践や試行錯誤もでき、結果的には、よかったと思っています。むろん、本書は通過点です。これから先も自他の実践を通じていろいろ変わってくるでしょう。許されれば呼吸については今回触れなかった部分も含めて、折に触れて書いていきたい気持ちはあります。

今回は呼吸と声のみを扱っていますが、むろん「型」も重要で、藤枝《ふじえだ》先生からも重要な示唆をいただきました。が、紙数の関係で詳しく紹介することができませんでした。それについてもまたいつか書こうと思っています。

また、本書をお読みいただいた方にお願いしたいのは、参考文献にあげた諸書、特に古典にはぜひあたっていただきたいということです。私の読みの間違いや勝手な思い込みを、ご自身で古典にあたられてご訂正ください。

最後に今回もいつものように多くの方のお世話になりました。

まずは菲才《ひさい》の私を暖かく育ててくださった故・鏑木岑男《かぶらきみねお》師、今回の本の理論的バックボーンを与えてくださった東京学芸大学の藤枝賢晴《ふじえだよしはる》先生、そして臨済宗、東江寺（広尾）のご住職、飯田義道《いいだぎどう》師。能楽師の津村禮次郎《つむられいじろう》師と大倉正之助《おおくらしょうのすけ》師、ロルファーの中村直美《なかむらなおみ》さん。ご本人の希望でお名前はあげませんが臨床心理士と精神科医の友人たちとそのクライアントの方たち。「朝日《あさひ》カルチャーセンター」の受講生の方々等々。ありがとうございます。

そして、本書を手に取って下さった方、本当にありがとうございます。

二〇〇八年一月

安田登《やすだのぼる》

文庫版のためのあとがき

本書が単行本として出てから10年以上の月日が経ちました。さまざまな社会の変化により、私たちが感じるストレスは日々、増大しているように感じます。学校しかり、職場しかり、そして家庭においてもです。3年以内の離職率は3割を超えるといいます。若者の死因の1位は自殺です。

その問題に対する手段は、国の機関を中心に心の専門家の方たちが研究されていると思われます。

本書は、そのような研究の本ではありません。なんといっても私は役者であって、学者ではありません。そして、この本は、もっと個人的な、ほんの数人の知人たちとの集まりから始まった本なのです。

引きこもりと呼ばれている人たちとの集まりです。「人前に出ると緊張する」と彼らはいいます。私も人前は緊張します。それでも舞台をしているし、講演もしている。「なぜ、そんなことができるのか」と問われました。

もともと私は緊張しやすい質《たち》です。中学生のときに無理やり生徒会の役員に立候補させられたことがありました。いわゆる選挙演説のようなものをしたのですが、原稿があったのにまったく声を発することができずに立ち往生をしてしまいました。大勢を前にしたときだけではありません。授業中に指名されて答えるのも苦手でした。わかっているはずのことなのに答えられないということもよくありました。特に嫌いなのは、何人かが集まる自己紹介の場。数人前から緊張し、自分の番では名前だけしか言えませんでした。

ところがいまは、大勢の人の前で舞台を勤めているし、講演もしています。しているどころか、舞台も講演も大好きです。

多くの方の前で話をしていると、ひとりでいるときには思いもつかなかったことを思いつくのです。そこから新しい作品や書籍のアイデアが生まれることも多い。だから講演のときには講演原稿を用意しないし、パワポも作りません。事前にすべてが決まっていると、面白いことは起こらないからです。その日、その場に集まってくださった聴衆の方たちの顔を見て、アドリブで話します。

「そんなことができるのは、やはり能をやっているからですか」と聞かれます。イエスでもあり、ノーでもあります。

私は能の家に生まれたわけではありません。20代も後半になって能の世界に入ったので、謡（セリフ）や所作もそれから覚えました。子どもの頃から能に接していた人のように、無意識の奥深くにそれらが染み込んでいるわけではないのです。だから最初にお客さんの前に出たときには頭が真っ白になって、セリフを忘れそうになりました。

ところがだんだん平気になっていったのです。それをなぜかと考えたときに、どうも能の稽古のおかげではなかったかと考え至りました。特に、謡（うたい＝能の歌唱）の稽古を通じて、呼吸が変わり、それによってストレスを行動エネルギーに変える力を得たのではないかと思ったのです。それで本書を書きました。

皆さまも、本書は読むだけではなく、エクササイズを実践してください。本書のエクササイズをするときに注意があります。それは「真剣」にすることと、しかし「気楽」にすることです。エクササイズは毎日、続けるのが望ましい。でも、忘れたら忘れたで気にしない。「毎日、しなければならない」、そう思うだけでエクササイズの効果は半減します。「毎日できればいい」、そのくらいの気楽な気持ちでやってください。しかし、するときは「真剣」に。

二〇一八年七月

安田登

参考文献

『白隠禅師　夜船閑話』（大法輪閣）高山 峻
『白隠禅師　延命十句観音経霊験記』（春秋社）伊豆山格堂
『白隠禅師　健康法と逸話』（日本教文社）直木公彦
『健心・健体　呼吸法』（祥伝社）村木弘昌

『信長公記』（角川文庫）太田牛一、奥野高広、岩沢愿彦
『信長公記（上下）』（教育社新書―原本現代訳）太田牛一、榊山 潤
『世阿弥・禅竹』日本思想体系 24（岩波書店）表 章、加藤周一
『春秋左氏伝』（台湾中華書局）
『毛詩鄭箋』（台湾中華書局）
『大学・中庸』新釈漢文大系 2（明治書院）赤塚 忠
『大学説・大学章句・中庸説・中庸章句・論語集説・孟子定本』
漢文大系 1（冨山房）服部宇之吉
『荘子』（台湾中華書局）
『荘子（上下）』全釈漢文大系 16・17（集英社）赤塚 忠
『漢字の起源』（角川書店）加藤常賢
『字通』（平凡社）白川 静
『「詩経」の原義的研究』（研文出版）家井 眞
『殷墟卜辞研究』（汲古書院）島 邦男
『詩経研究』赤塚忠著作集 5（研文社）赤塚 忠
『中国古代の宗教と文化』（研文社）赤塚 忠
『万葉集注釈』（中央公論社）澤瀉久孝
『初期万葉論』（中公文庫）白川 静
『古事記注釈』（ちくま学芸文庫）西郷信綱
『古事記』（角川文庫）武田祐吉（訳注）
『古事記』（岩波文庫）倉野憲司（校注）
『ローマ書講解（上下）』（平凡社ライブラリー）カール・バルト（著）、
小川圭治、岩波 哲男（訳）
『知覚の現象学』（法政大学出版局）モリス・メルロ=ポンティ（著）、
中島盛夫（訳）
『セロトニン欠乏脳』（NHK 出版）有田秀穂
『現代のエスプリ 469―新しいストレスマネジメントの実際』（至文堂）
『サイコシンセシス』（誠信書房）R. アサジョーリ（著）、国谷誠朗、平松園枝（訳）
『実存―心理学と精神医学の新しい視点』（岩崎学術出版社）ロロ=メイ他（編）、
伊東博他（訳）
『音楽家なら誰でも知っておきたい「からだ」のこと』（誠信書房）
『中国古代の舞踏と伝説』（せりか書房）マルセル・グラネ（著）、明神 洋（訳）
『山海経―中国古代の神話世界』（平凡社ライブラリー）高馬三良（訳）
『天台小止観　坐禅の作法』（岩波文庫）関口真大（訳注）
『天台小止観―仏教の瞑想法』（春秋社）新田雅章
『周易・伝習録』漢文大系 16（冨山房）王弼、伊藤東涯（著）冨山房編輯部（編集）

『Rolfing』(Healing Arts Press) Ida P.Rolf
『The Anatomy trains』(Churchill Livingstone) Thomas W.Myers
『Rolfing: Reestablishing the Natural Alignment and Structural Integration of the Human Body for Vitality and Well-Being』(Healing Arts Press ;Revised) Ida P.Rolf

『疲れない体をつくる「和」の身体作法』(祥伝社) 安田 登
『ゆるめてリセットロルフィング教室』(祥伝社) 安田 登
『ワキから見た能世界』(NHK 出版) 安田 登
『ブロードマッスル活性術』(BAB ジャパン出版局) 安田 登
なお、謡や舞を実際に体験されたい方は、以下のホームページを参考にしてください。

[能の各流儀のホームページ]
観世流 http://www.kanze.net/
宝生流 http://www.hosho.or.jp/
金春流 http://homepage2.nifty.com/komparu/
金剛流 http://www.kongou-net.com/
喜多流 http://kita-noh.com/
社団法人能楽協会 http://www.nohgaku.or.jp/

檜書店 http://www.hinoki-shoten.co.jp/
わんや書店 http:/www.wanya.biz/
安田登ホームページ「和と輪」http://www.watowa.net/

一〇〇字書評

切り取り線

購買動機（新聞、雑誌名を記入するか、あるいは○をつけてください）	
□（　　　　　　　　　）の広告を見て	
□（　　　　　　　　　）の書評を見て	
□ 知人のすすめで	□ タイトルに惹かれて
□ カバーがよかったから	□ 内容が面白そうだから
□ 好きな作家だから	□ 好きな分野の本だから

●最近、最も感銘を受けた作品名をお書きください

●あなたのお好きな作家名をお書きください

●その他、ご要望がありましたらお書きください

住所	〒				
氏名		職業		年齢	
新刊情報等のパソコンメール配信を 希望する・しない	Eメール	※携帯には配信できません			

あなたにお願い

この本の感想を、編集部までお寄せいただけたらありがたく存じます。今後の企画の参考にさせていただきます。Eメールでも結構です。

いただいた「一〇〇字書評」は、新聞・雑誌等に紹介させていただくことがあります。その場合はお礼として特製図書カードを差し上げます。

前ページの原稿用紙に書評をお書きの上、切り取り、左記までお送り下さい。宛先の住所は不要です。

なお、ご記入いただいたお名前、ご住所等は、書評紹介の事前了解、謝礼のお届けのためだけに利用し、そのほかの目的のために利用することはありません。

〒一〇一-八七〇一
祥伝社黄金文庫編集長　栗原和子
☎〇三（三二六五）二〇八四
ohgon@shodensha.co.jp

祥伝社ホームページの「ブックレビュー」からも、書けるようになりました。
www.shodensha.co.jp/bookreview

祥伝社黄金文庫

能《のう》に学《まな》ぶ「和《わ》」の呼吸法《こきゅうほう》
信長《のぶなが》がストレスをパワーに変《か》えた秘密《ひみつ》とは？

平成30年8月20日　初版第1刷発行
令和7年8月5日　第3刷発行

著　者　安田《やすだ》 登《のぼる》
発行者　辻　浩明
発行所　祥伝社《しょうでんしゃ》
〒101－8701
東京都千代田区神田神保町3－3
電話　03（3265）2084（編集）
電話　03（3265）2081（販売）
電話　03（3265）3622（製作）
www.shodensha.co.jp
印刷所　萩原印刷
製本所　ナショナル製本

ISBN978-4-396-31740-9 C0177

祥伝社黄金文庫

安田 登
疲れない体をつくる「和」の身体作法
能に学ぶ深層筋エクササイズ
なぜ、能楽師は80歳でも現役でいられるのか？「和」の知恵と「洋」の知識で快適な体を取り戻す。

安田 登
ゆるめてリセット ロルフィング教室
1日7分！ 体を芯からラクにするボディワーク
画期的で科学的なボディワーク、ロルフィング。「能」との共通性に着目した著者が提案するエクササイズ。

安田 登
体と心がラクになる「和」のウォーキング
芭蕉の〝疲れない歩き方〟でからだをゆるめて整える
『おくのほそ道』を歩いた芭蕉の歩き方は、深部の筋肉を活性化させる、からだに優しいエクササイズだった！

安田 登
『論語』は不安の処方箋
孔子は四十にして「迷わず」とは言わなかった！ 孔子時代の文字から「心」をテーマに『論語』を読みなおす。

和田秀樹
人は「感情」から老化する
脳の若さを保つ習慣術
「そりゃ、そうだよ」が口癖の人は要注意！ あなたの老化をストップさせる最初の一歩とは？

甲野善紀
荻野アンナ
古武術で毎日がラクラク！
疲れない、ケガしない「体の使い方」
重い荷物を持つ、階段を上る、肩こりをほぐす、老親を介護するetc.……体育「2」のアンナもすぐにできた！